孩子更要
治未病

徐蕾 高鹏宇 编著

不咳嗽 不感冒 不积食
从小到大少生病

中国健康传媒集团
中国医药科技出版社

内容提要

本书是一本运用食疗、按摩等各种行之有效的对症方法调理孩子咳嗽、感冒、积食的健康书。孩子生病是让父母手忙脚乱又揪心的一件事情，但是在孩子成长过程中生病无法避免。本书从咳嗽、感冒、积食这三大儿童常见病出发，教会父母找到脾肺虚弱的"病根"，并学会用食疗、按摩、心理调理，以及各种小妙招等为孩子打造不生病的好体质。本书适合所有关注儿童健康的人群阅读。

图书在版编目（CIP）数据

孩子更要治未病：不咳嗽不感冒不积食，从小到大少生病／徐蕾，高鹏宇编著．—北京：中国医药科技出版社，2019.2

ISBN 978-7-5214-0660-3

Ⅰ．①孩… Ⅱ．①徐… ②高… Ⅲ．①小儿疾病－防治 Ⅳ．① R72

中国版本图书馆 CIP 数据核字（2019）第 014295 号

责任编辑　胡云霞

美术编辑　杜　帅

版式设计　曹　荣

出版　**中国健康传媒集团**｜中国医药科技出版社

地址　北京市海淀区文慧园北路甲 22 号

邮编　100082

电话　发行：010-62227427　　邮购：010-62236938

网址　www.cmstp.com

规格　710×1000mm$\frac{1}{16}$

印张　15

字数　178 千字

版次　2019 年 2 月第 1 版

印次　2019 年 2 月第 1 次印刷

印刷　香河县宏润印刷有限公司

经销　全国各地新华书店

书号　ISBN 978-7-5214-0660-3

定价　**35.00 元**

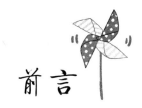

前言

　　咳嗽、感冒、积食，几乎会发生在每个孩子的身上，是临床上非常常见的儿科病症。当孩子出现这些症状时，家长的第一反应几乎都是吃药、打针、输液。但是家长需要明白的是，吃药、打针、输液虽然能加快疾病痊愈，却无法提升孩子的体质，不能从根本上解决咳嗽、感冒、积食的问题。一旦流感来袭或者孩子不小心吃多了，咳嗽、感冒、积食便会再次出现。

　　也许你会说，体质再好的人都会出现咳嗽、感冒、积食，并不是说看了这本书孩子就不会出现咳嗽、感冒、积食的症状了。只是本书能帮助广大家长重塑、完善对孩子咳嗽、感冒、积食的认识，让家长可以在第一时间发现孩子身体不适，用安全有效的小方法灭这些不适于萌芽状态，避免病情加重，帮助家长更科学地、更大限度地促进孩子的身体健康，降低顽固性咳嗽、感冒、积食出现的概率。

　　本书是一本运用食疗、按摩、心理调适，以及各种行之有效的小妙招对症调理孩子咳嗽、感冒、积食的健康书。但书中内容未止于此，而是从脾肺虚弱出发，帮助家长找到孩子容易咳嗽、感冒、积食的"病根"，为孩子的身体健康奠定坚实的基础。而且书中对孩子咳嗽、感冒、积食的病因、阶段、症状、治疗方法等都介绍得很清楚、通俗易懂，家长可以按照症状，举一反三地帮助孩子对症调理。本书还可以让家长学到更多养护孩子的医学知识；学到如何正确收集与孩子身体病症有关的信息，供医生参考，帮助医生更快、更好地判断病情；学到如何辨别病情的严重程度，确定什么情况是可以自己帮助孩子调理的，什么情况是需要及时送孩子去医院的。家长的这些能力在孩子健康成长的过程中是非常重要的，因为医生不可能随时在孩子身边，但是懂点医学常识的爸爸妈妈可以给孩子更好的呵护。

家有此书，好父母犹如好医生，面对孩子咳嗽、感冒、积食，以及其他更多的小病症时便可以更加沉着、冷静，迅速找到更有效的解决方法。让孩子少遭罪，父母更放心。

编　者

2018 年 12 月

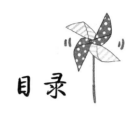

目录

第三章

"咳"不容缓，任何时候孩子的咳嗽都不是小事

第四章
外"感"内伤，千万不要小看了小小的感冒

第五章
化"积"消滞，孩子不积食才能胃口好、身体棒

第六章

调理孩子免疫力，协调才是健康的根本

第七章

孩子心理健康，身体才能不生病

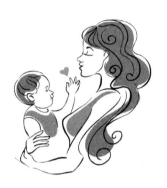

　　生命的孕育是一场艰辛而又幸福的旅程，孩子能够健康、幸福地长大，也是每一位家长的心愿。但是在成长的过程中，疾病无法避免。对于孩子来说，咳嗽、感冒、积食是三大常见疾病，如果不及时调理，容易影响心肺系统、消化系统等，并对孩子的整体体质产生负面影响。所以，家长要做好孩子的"家庭医生"，像咳嗽、感冒、积食，以及由此引发的小病痛，及时帮助孩子——清扫，让孩子健康、快乐地成长。

第一章

知医懂医，
做孩子健康的保护伞

　　孩子生病，作为父母肯定会心疼、着急，但是如果知医懂医，心疼、着急的同时却不会手忙脚乱，能够尽量镇定、科学地帮助孩子防治疾病，并帮助生病的孩子早日痊愈，做孩子健康的保护伞。

家长多懂一点医，孩子少受一点罪

　　很多年轻父母有这样的体会，尽心尽力地去照顾孩子，可是宝贝总是生病，看到孩子生病却又总是不知所措，就立马奔赴医院，家中几个人帮忙都显得人手不够，奔波劳碌，孩子也受罪。

　　其实对待孩子的健康问题，家长们大可不必这样大费周章。不是说孩子生病不重要，而是在孩子生病时如何行之有效地快速缓解孩子的病痛，促进孩子痊愈，让孩子感受到家长的呵护和镇定，才是保障孩子健康成长的重中之重。因此家长应多懂一些医学常识，以此来帮助孩子未病先防或是得病早治。

　　在呵护孩子成长的过程中，孩子免不了会生点小病。在这种情况下，作为家长应该冷静下来，采取理智的方法来减轻孩子的痛苦，守护孩子的健康，而不是不管什么情况就往医院跑，过度依赖医院的药物治疗。虽然表面上是治好了孩子的病，殊不知"是药三分毒"，家长应尽可能地选用简单有效的办法，帮助孩子恢复健康。为此，父母在日常生活中应做到以下三点。

　　1. 细心观察

　　在平时的生活中，父母要细心观察孩子的健康状况，保持警惕，以做到尽早地发现病症。因为疾病早期处于萌芽状态时就被发现并及时处理，很可能将其小病化了，避免大病出现，也为治疗挣得宝贵的时间。

2.学习医学防治知识

家长有必要学习医学预防知识，因为很多疾病是可以预防的。而且可以学一些能自己延缓或者治疗小儿疾病的科学方法，这样一旦小儿身体出现问题，家长可根据症状判断大概是哪方面的毛病，做到早发现早治疗，帮助孩子快速恢复健康。而且掌握医学防治知识还可以开阔眼界，知道孩子生病后要不要马上去医院，什么时候去医院为好等。什么时候去医院这一点是很重要的，通过看书学习，家长能了解孩子生病时，哪些症状是危急表现，知道一旦出现危急症状不可拖延，立刻做出正确的处理，并及时将孩子送往医院，可以避免许多恶果发生。

3.掌握在家护理生病孩子的基本方法

家长通过培训和练习，掌握现场处理突发危急症状的技能，例如人工呼吸、胸外按摩、止血、催吐等，一旦孩子发生危险，家长能够为孩子减轻痛苦甚至挽救其生命。

其实，日常生活中科学保护孩子健康的方法多种多样，如果家长们能做到以上三点，便可以大幅降低孩子小病治疗时间长、小病拖成大病的概率等，这样家长不用太着急，孩子也不会太遭罪了。

孩子不生病，
比治好孩子的病更重要

  家中孩子一旦生病，家长着急，孩子受罪。为此家长们一定要学习变成有育儿智慧的家长，多懂些医学知识，能够把控孩子健康的整体方向，知道什么会导致孩子生病，知道如何防止疾病发生，知道孩子生病时该怎么办。

  在把控孩子健康的大方向上，家长应首先调整好自己的情绪，保证家庭氛围和谐，有预见性地应对孩子可能出现的身体、心理健康问题。其次要对孩子疾病发生的各个阶段有基本了解，做到心里有数。下面以孩子成长过程中最容易遇到的呼吸系统疾病和消化系统疾病为例，帮助广大家长了解预防疾病的具体做法。

呼吸系统疾病，六个方面要注意

  每当季节交换之时，气温骤变，加之孩子的体质一般较弱，一不小心，呼吸道就很容易受到外界刺激。呼吸道受到外界刺激后，最常见的症状是伤风感冒，如果不及时治疗可能发展成为肺炎、哮喘或更严重的病变。因此对于家长来说，通过预防措施让孩子远离呼吸系统疾病是最好的选择，而这种预防也并不复杂，可以通过以下六个方面进行。

1. 居家打扫吸尘而不是扫尘

孩子的心、肺功能还未发育完善，吸入颗粒物过多、过久会导致孩子并发肺炎、哮喘等呼吸道疾病。除尘最彻底、最安全的办法就是吸尘而不是扫尘，因为灰尘颗粒很小，使用传统的清洁工具是难以清除的，把地面上的细小颗粒扫到空气中后还会更进一步加重室内的污染。因此居家打扫尽可能地用吸尘器设备代替扫帚，每周吸尘一次，特别是沙发、地毯等尘土较集中的地方。在住房条件允许的情况下，尽量选用大的吸尘器，不仅除尘率高，噪音也相对较小。

2. 尽量避免呼吸道刺激

孩子身体发育还未成熟，对外界环境的变化很敏感，适应能力差，不良刺激常常会直接诱发孩子患上支气管炎、哮喘或者其他呼吸道疾病。所以家长要经常注意天气预报，根据冷暖转换随时为孩子增减衣物。户外活动也应选择在晴朗温暖的天气进行，出门还要随身携带口罩或手帕，这样遇有刺激气味时可以随时保护孩子呼吸道。另外，居室要经常通风，保持空气清新，还可养一些净化室内空气的无刺激气味的花草。

3. 做好预防接种工作

对孩子来说，全身和局部的免疫功能不足，呼吸道和肺部发育不完善，导致其缺乏有效的自身保护和防御功能。通过预防接种疫苗可以提高孩子的免疫力，增强呼吸系统对病原的免疫作用，有效预防呼吸道疾病。6岁以前的孩子，预防接种是防止患传染病最有效的办法。在流感、肺炎即将流行的季节，家长可以去医院为孩子及时做好相应的接种工作。另外，卡介苗、白喉、百日咳、麻疹等疫苗的接种也要按期进行。

4. 合理饮食

健康饮食能为孩子提供生长发育的所需足够营养，心肺功能的增强、免疫系统的提高都源于饮食中营养的摄取，蛋白质、维生素、微量元素对于养护孩子呼吸系统都是不可缺少的。研究发现，儿童哮喘病发病率增加与蔬菜、牛奶、维生素 E 和矿物质摄入不足有关。在饮食中要给孩子补充足够的维生素和无机盐。富含维生素 C 的新鲜蔬菜，如油菜、番茄等具有抗病毒作用，胡萝卜、苋菜等黄绿色蔬菜富含维生素 A，能保护和增强呼吸道黏膜的功能，富含维生素 E 的食物，如芝麻、菜花等则可以提高孩子的免疫功能。

5. 适量运动

运动可以使呼吸器官发育得更快，功能增强，同时还可以扩大胸廓活动的幅度，增加肺活量。肺活量低的孩子容易发生多种肺部疾病，如气管炎、肺炎、哮喘等。但剧烈、过度的运动也会引发孩子反射性支气管痉挛。因此，引导孩子运动要注意适量，可以教孩子做一些简单易行的小动作，比如扩胸、振臂等，或者跟孩子一起玩变速跑，对提高孩子的环境适应能力、预防呼吸道疾病都非常有效。此外，游泳是增强肺活量的最佳方式，不过游泳不等于玩水，要让孩子每次半小时、并持之以恒地游泳才能有助于提高肺活量、预防呼吸道疾病。

6. 帮孩子清痰

当孩子感冒或由外界刺激物刺激引起呼吸道炎症时，常常会在气管内产生痰液。若痰液阻塞呼吸道就会引起孩子呼吸困难、缺氧，甚至还会因痰液瘀滞导致肺部感染等呼吸道疾病。因此家长要学会帮助孩子清痰。首先，家长应少量多次地给孩子饮水，充足的水分可以保证呼吸道黏膜湿润，有利于痰液稀释。其次，当孩子有痰时，可将其抱起来，轻拍其后背帮助排痰，拍背时要注意观察孩子的面色、呼吸、有无窒息等情况。若孩子年龄还小，不会咳痰，需要到医院做吸痰或雾化治疗。

消化系统疾病，养成饮食好习惯

孩子胃肠功能发育尚未达到成年人水平，对食物的消化吸收还有很大的欠缺。而且孩子自己不知道饥饱，所以家长应该在孩子饮食方面下足功夫，预防孩子消化系统疾病的发生。

1. 纠正喂养方式

在众多消化系统疾病中，积食是孩子非常容易患的一种病症。很多家长常常要求医生给孩子开一些开胃消食药，希望以此调整好孩子的肠胃功能。但是这种方法治标不治本，改变不良的喂养方法才是防治积食最重要的一环。如果孩子胃口不好，千万不要硬逼着其吃饭，此时即便威逼利诱让他吃下去，也是难以消化吸收的，有些孩子还会呕吐出来，甚至腹痛，令孩子更厌恶进食，损伤肠胃功能。此时正确的做法是少吃，给孩子保证饮水量即可，让孩子的肠胃得以休息调整。

2. 克服偏食习惯，保证孩子食欲

在孩子的饮食注意事项中，家长要注意营养全面性，克服孩子的偏食习惯。荤素配合要适当，克服以零食为主的坏习惯。如果孩子不喜欢吃菜或者吃肉，可以用排骨或鸡煲好清汤，用来炒菜、炖菜等，做到迎合孩子口味的同时还能保证饮食营养。避免浓茶、咖啡、酒类、香料、辣椒、芥末、冷饮等强烈刺激性食物。注意保持孩子好的食欲，因为只有在有食欲的情况下，进食才最为有益。要保持好的食欲，必须注意进食环境不能过于嘈杂，不能边看电视边进食，更不要强迫孩子进食或对饮食限制过严，避免进食时孩子过于疲惫或精神紧张，久而久之造成消化系统疾病。

3. 养成良好的习惯

注意做好孩子的腹部保暖工作，不要使胃肠道受寒冷刺激，同时尽量减少呼吸道感染。密切注意孩子的消化道通畅问题，帮助孩子养成定时排便的好习惯。注意卫生，让孩子养成饭前便后洗手的好习惯。

4. 简单的推拿按摩

通过一些简单的推拿按摩，可以帮助孩子提升消化系统健康，帮助预防消化系统疾病。

（1）捏脊。让孩子趴在床上，夏日可脱去上衣，露出背部，沿其脊椎两旁二指处，用两手拇指、食指和中指从尾骶骨开始，将皮肤轻轻捏起，慢慢地向前捏拿，一直捏到颈部大椎穴，由下而上连续捏五六次为一组，捏第三次时，每捏三下将皮肤向上方提起一次。此法最好坚持每日早晚各做一组。具有调整阴阳，通理经络，促进气血运行，改善脏腑功能等作用。不仅可以用来调理食欲不振、消化不良、腹泻、小儿疳积等消化系统疾病，还能防治感冒、发烧等症状。

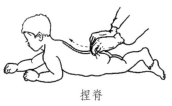

捏脊

（2）推脾土。脾土穴在大拇指的罗纹面，家长可以将孩子拇指屈曲，旋推或循着拇指桡侧边缘向掌根方向直推，此为补，或由指端向指根方向直推，此为泻。每天1次，每次200下，根据具体需要选择补、泻即可。有健脾胃、补气血的功效，对于防治腹泻、便秘、厌食效果良好。

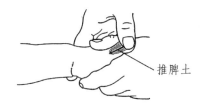

推脾土

（3）揉板门。板门在大鱼际隆起处，家长可用拇指顺时针给孩子揉推，每天1次，每次50下。可以健脾和胃、消食化滞，对于防治小儿腹泻、腹胀、嗳气、食欲不振、呕吐、恶心、消化不良、厌食等消化系统病症有效。

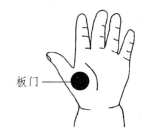

板门

要想做合格的父母，一定要特别慎重地对待孩子的健康成长。通过本节我们可以知道，保证孩子健康成长，光有热情和满满的爱是不够的，还要提前做好医学知识储备，并身体力行地渗透到孩子的日常生活中才行。

孩子生病，发现苗头就要立即掐灭

很多父母都有这样的感受，孩子难带，很容易生病。但孩子生病往往是有先兆的，不是突然出现的。如果家长们能早发现这些"先兆"，在病情没有发展出来时就给以食疗、按摩等方法把疾病苗头"掐灭"，那么孩子可以少受好多罪，家长也会更轻松一些。因此在日常生活中，家长可以多多观察以下九方面，及时关注孩子健康。

1. 观察孩子精神状况

孩子一般情况下精神都很足，特别是三岁以上的男孩，更是上蹿下跳的，如果孩子突然有点精神不振，那赶紧给孩子测下体温，看看是不是有发热情况，或是有其他不舒服的地方。

2. 注意孩子的眼睛

孩子在健康状态下，眼睛黑白分明，炯炯有神。当孩子眼角挂有很多黄色的眼屎，甚至粘住睫毛，或者是眼角发红，一般提示孩子上火了，此时受风很容易感冒。家长可以及时给孩子喝点芹菜汁、丝瓜汁、白萝卜汁和绿豆汤之类清火的饮食，严重时可以泡点菊花茶给孩子喝，一般能快速降火，帮助孩子防治感冒。除此之外，如果孩子睡醒之后眼睛忽然不精神了，迷迷糊糊地睁不开，或者变得很小，再加上有口气、食欲不振等症状，多半是积食了，此时可以给孩子煮点白萝卜水、山楂水来理气消食，同时尽量保持饮食清淡，少给孩子喂食。

3.注意孩子的鼻子

孩子突然鼻塞，呼吸不顺畅，甚至用嘴呼吸，家长要先排除是不是有鼻屎，有的话用湿棉签轻轻弄出来就好了。如果不是的话，有可能是感冒的前期症状，这时候给孩子煮点大米粥，或者在煮粥时加些葱白，让孩子趁热喝下，发出汗来一般可以帮助缓解。除此之外，配合按揉鼻翼两侧的迎香穴也能很快帮助孩子畅通呼吸。如果孩子流清涕，一般表示孩子已经感冒，此时要多给孩子喝水，饮食以清淡、温热的粥品为主，让孩子发汗，防治感冒。同时可以掐按孩子位于虎口的合谷穴2分钟，一般坚持三天即可有效防治感冒、缓解症状。

4.注意孩子的嘴唇

如果孩子嘴唇干裂或者唇色变红，说明孩子有内热，需要摄入充足的水分。这种情况多发生在秋季，除了给孩子多喝些水之外，还可以增加孩子梨、甘蔗、银耳、藕等食物的摄入量。如果孩子经常唇色发白，没有光泽，一般表示孩子有点贫血或者营养不良，此时最好去医院检查，确定是否存在这些症状，有的话及时跟进营养，并注意提高补血饮食的摄入量，一般能很快缓解症状。

5.学会看孩子的舌头

如果孩子的舌尖发红或者口腔溃疡，一般属于心火过旺，此时家长可以给孩子煮点莲子水、麦冬水，代替部分饮水，也可以增加番茄、橙子等富含维生素C的食物的摄入量，或者适当使用VC泡腾片，一般可以快速缓解症状。如果孩子的舌头舌苔黄、厚且有口气的话，一般表示脾胃有热，并且有点积食了，此时可以增加白萝卜、山楂等消食食物的摄入量，并给孩子喝些大麦芽水、谷芽水或吃酵母片等。除此之外，要带孩子多锻炼身体，这对肠蠕动会很有帮助。

6.小便、大便也会说明问题

孩子小便次数忽然变多，但是每次尿量都不大，一会一次小便，或者小便色变得黄了，一般属于中医学中的小肠火，此时让孩子多喝水，多吃水果，或者喝些莲子水、淡竹叶水、百合水都可以。有的孩子大便一直正常，忽然变得前干后稀，后半部分不成型，这主要是脾虚和菌群失调，给孩子煮点山药小米粥、喝点益生菌奶都可以。如果孩子便秘，排便后觉得没有排干净，但是再排也没有排出来，而且大便的气味酸臭难闻，一般提示孩子有积食的情况，此时家长可以用麦芽、山楂煮水给孩子消食，同时也可以用小儿推拿中的清大肠经。大肠经位于食指桡侧边，靠近大拇指一侧，往离心方向推100~500次，即为清大肠经。

7. 注意孩子的手部

每天摸一下孩子的手，如果孩子手心温热，属于正常情况。如果手心发热，一般表示孩子有内热，孩子多半会大便干，此时增加孩子饮食中胡萝卜、芹菜、绿豆芽等食材的摄入量，可以有效缓解症状。

8. 测温度

孩子的体温一般只要不超过37.5℃即属于正常，不过在注意温度的同时也要观察孩子的其他表现。如果孩子精神好，多喝水就好。如果孩子精神不振，迷迷糊糊的，要随时测温度，注意温度是否上升，如果上升了，可以给孩子贴退热贴，并及时去医院检查，以免延误了病情。

9. 听咳嗽

春、秋、冬比较干燥，如果孩子喝水少，便很容易引发咳嗽。如果一天咳嗽一两声，可以增加孩子的饮水量，并增加银耳、百合等润肺食物的摄入量，一般不需要药物治疗。但如果发现孩子咳嗽的声音像铁器在一起击打的声音一样，或者是有喘的声音，最好尽快就医，这些都是肺炎、气管炎的先兆。

家长通过细心观察，发现孩子生病的先兆，可以防患于未然，尽早消除隐患，用最方便、简单的方法捍卫孩子的健康。

孩子生病后，
不能效仿成年人用药

孩子自出生到成年，始终处于不断生长发育的过程中。年幼的孩子身体各组织器官、脏腑功能都尚未发育成熟，随着年龄增长才逐渐趋于完善。而且这种不成熟状态，年龄越小表现越显著，身体也有不同的特点，因此不能简单地把小儿看成是成年人的缩影。

中医学对小儿生理、病理的形象归纳

中医学对小儿的生理、病理特点，都有形象的归纳。生理特点主要表现为脏腑娇嫩，形气未充；生机蓬勃，发育迅速。病理特点主要表现为易于发病，易于变化，易于康复。掌握这些特点，对了解小儿的生长发育、疾病防治、用药等都有着重要意义。

1.脏腑娇嫩，形气未充

说明孩子出生之后，五脏六腑均比较娇嫩脆弱，孩子的形体结构、精血津液和气化功能不够成熟，与成年人相比较是不足的。脏腑娇嫩主要表现在肺、脾、肾三脏不足，行气未充主要表现为气血未充、经脉未盛、筋骨未坚、内脏精气不足、卫外机能未固、阴阳两气不足等。此时孩子容易受风感冒、容易消化不良、身体发育容易受到外界影响。所以孩子较成年人更容易生病，服用药物时也更应注意药物的作用是否会伤害到孩子娇嫩的脏腑。

2. 生机蓬勃，发育迅速

主要是指孩子的身体如同破土而出的幼芽一般，生机蓬勃，而且在正确的哺育下会得到迅速生长。中医学中将孩子这种生机蓬勃、发育迅速的动态变化称之为"纯阳"，孩子的身体便是"纯阳之体"。意思是指孩子的阳气旺盛，身体发育迅速。所以包括抗生素、祛火药等药性苦寒、抗炎的药物要谨慎给孩子使用，以免伤害孩子的阳气，阻碍蓬勃的生机。

总之，"脏腑娇嫩"和"生机蓬勃"两个观点是用来概括孩子生理功能的两个方面，前者是指孩子身体柔弱，阴阳两气和成年人相较均属不足，后者则是指孩子身体在生长发育的过程中由于生机蓬勃，往往阴液相对不足，水谷精微需求相对较多。两者代表了小儿生理特点的两个方面，是小儿不同于成年人的特殊性，用药也要据此加以注意。

3. 易于发病，易于变化，易于康复

孩子脏腑娇嫩、形气未充，因此对某些疾病的抗病能力较差，加上孩子寒暖不能自调，饮食不知自节，所以很容易生病。孩子生机蓬勃，发育迅速，使得寒热虚实的变化比成年人更为迅速，所以疾病的变化比成年人要快得多，若生病之后调治不当，容易由轻变重，重病转危。所以孩子用药要更为谨慎、精准。同时从另一方面看，也因为孩子生机蓬勃，发育迅速，所以患病以后若能得到及时的治疗和护理，疾病的恢复速度较成年人迅速。综合这样的病理特点，给孩子用药时要予以充分考虑，防止孩子用药不当。

儿童用药不等于成年人用量的"酌量减半"

现在有不少家长在给孩子用药时，有比照成年人用量"酌量减半"的习惯，这种儿童用药方法极不科学。对于儿童用药，除了参阅药品说明书之外，根据其年龄、体重还有专门的用药测算方法，可以给家长以参考。

1. 按照年龄计算

1 岁以内的剂量计算公式：成年人剂量 ×0.01× （月龄 +3）；

1 岁以上的剂量计算公式：成年人剂量 ×0.05× （年龄 +2）。

举例来说，某种药物成年人用量为每次 1 片，为 100 毫克，8 岁儿童 1 次服量的计算方法：100 （毫克） ×0.05× （8+2） =50 （毫克），得出 8 岁儿童的服药剂量为每次 50 毫克，也就是半片。

2. 按照体重计算

公式为：每日（次）需用剂量 = 每日（次）每公斤体重所需的药量 × 患儿体重（千克）。

举例来说，某药剂量为"7 毫克 / 千克 / 日，每日两次"，10 千克体重的孩子应该吃的一日总剂量为 7 （毫克 / 日） ×10 （千克） = 70 （毫克），分成两次吃，每次吃 35 毫克，早晚各吃一次。

根据药片剂量、孩子年龄的不同，得到的用药量有可能不是整数，一般在得到的数值基础上取中间值给孩子用药即可。另外需要注意的是，对于学龄儿童，如果计算出的剂量比成年人计量大，实际用药也不宜超过成年人用药。如果孩子的体质较弱、营养不良，在计算的用药剂量基础上酌情再减 20%。

根据以上方法计算出孩子的用药量之后，家长还要注意：短时间内不要重复给药，以免损伤孩子的肝肾；最好的用药顺序是外用药→口服→输液，输液危险系数最大；用药时首选儿童专用药，并遵守医嘱把握药量。

掌握推拿按摩常识，做好孩子的家庭保健医生

小儿推拿是在中医儿科学和中医推拿学的基础上形成和发展起来的，是具有独特体系的小儿保健和小儿疾病治疗方法。简单来说，小儿推拿是医生根据小儿生理、病理特点，通过手法作用于小儿体表的特定部位和穴位，从而治疗小儿疾病和进行小儿保健的一种方法。

小儿推拿，防治小儿疾病优点明显

小儿推拿在小儿疾病防治中占有相当重要的位置，尤其是对于本书的重点——咳嗽、感冒、积食来说，效果尤其好。以下是小儿推拿防治疾病的优点，推荐给广大家长了解。

1. 简单易学，方便易行

小儿推拿属于自然疗法，一般不需要器械、药品、医疗设备的帮忙，只是依靠成年人的双手在小儿体表部位施行手法，就可以达到防治疾病的目的。简单易学，方便易行，不受医疗条件的限制，随时随地都可以实施，应用方便且节省费用。

2. 见效快，疗效好

小儿推拿的作用可以概括为平衡阴阳、调和脏腑、疏通经络、行气活血、

扶正祛邪。临床证明，小儿推拿对发热、感冒、咳嗽、哮喘、流涎、厌食、营养不良、腹痛、腹泻、便秘、遗尿、夜啼、近视等小儿常见病、多发病都有较好的疗效，尤其对于消化道疾病效果更佳。更重要的是，小儿推拿对小儿有强身健体的功效，可以做到未病先防，提高孩子对疾病的抵抗能力。

3. 安全稳当，不易反弹

只要对疾病诊断正确，并依照小儿推拿的操作，进行合理施治，一般不会出现危险或不安全问题。而且应用小儿推拿疗法治疗疾病，不会出现反弹及任何并发症。对尚在发育、身体较弱的孩子来说，小儿推拿疗法是非常好的治疗方法。更重要的是小儿推拿可以避免因为药物剂量、药物反应程度等不同容易出现的不良反应或毒性反应，没有毒副作用且利于疾病康复。

4. 标本兼治，不易复发

疾病导致脏腑和气血功能下降是很多疾病反复发作的原因。小儿推拿根据中医的基本理论，在调理疾病的同时还可以加强气血循环，恢复孩子的脏腑功能，达到标本兼治、不易复发的目的。

5. 痛苦小，孩子易于接受

相信很多家长都经历过给孩子喂药，孩子哭得声嘶力竭的"痛苦"，对于很多可以用小儿推拿防治的疾病来说，推拿比起喂药来说，孩子更容易接受。因为小儿推拿没有痛苦，孩子甚至可以在揉揉捏捏中有舒服的感觉。

小儿推拿，九种常用手法要记牢

1. 推法

"推法"是用拇指或食、中两指指腹沿着同一方向推拿的一种方法。主要包括"直推""旋推"和"分推"三种。三种推法都是在表皮进行推拿操作，不推挤皮下组织，

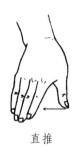
直推

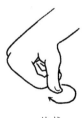
旋推

不同的是"直推"常用于"线状"穴位，"旋推"常用于手部"面状"穴位，"分推"则比较灵活，可以横如直线，也可以弯曲如弧线。

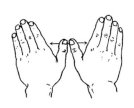

分推

2. 拿法

"拿法"是用拇指和食、中两指相对用力，或用拇指和其余4指相对用力，提拿一定部位和穴位，做一紧、一松拿捏的一种方法。进行拿法时动作要缓和而有连贯性，不要断断续续；用力要由轻到重，不要突然用力。由于"拿法"对身体的刺激性较强，所以常配合其他手法应用于颈项、肩部、四肢上的穴位和肌肉较丰满的部位。

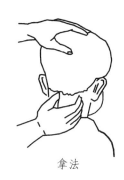

拿法

3. 按法

"按法"是用手指或手掌逐渐用力向下按压孩子一定部位或穴位的一种方法。主要包括"拇指按法"和"掌按法"两种，是一种刺激性较强的手法，常与"揉法"结合应用，组成"按揉"复合手法。"按揉"就是先按后揉，或者边按边揉。

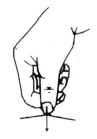

拇指按法

4. 摩法

"摩法"是用食指、中指、无名指和小指指腹四指并拢或手掌掌面放在一定部位上，以腕关节带动前臂，沿顺时针或逆时针方向做环形抚摩的一种方法。频率是每分钟摩动120次。

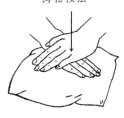

掌按法

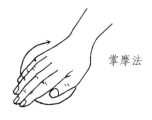

四指摩法　　　　　　　　　　掌摩法

5. 捏法

"捏法"是用拇指、食指、中指三指轻轻捏拿肌肤的一种方法，一般作用于孩子背部正中，称为"捏脊"。捏脊有拇指在前，食指、中指在后和拇指在后，食指、中指在前两种方法，两种方法操作时都应由下向上捏拿。在进行捏法时每捏3~5遍后，即在第4或第6遍时，捏3次将肌肤捏住向上提拉一次，称为"捏三提一"，也可以捏5次将肌肤往上提拉一次，称为"捏五提一"。

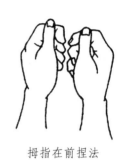

拇指在前捏法

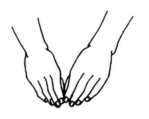

拇指在后捏法

6. 揉法

"揉法"是用手指的指腹、大鱼际或手掌作用于孩子一定的部位或穴位上做环形揉动的一种方法。分为"指揉法""掌揉法"和"鱼际揉法"三种。一般每分钟揉120~160次为宜。

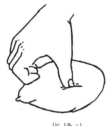 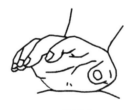 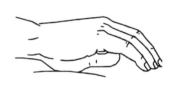

指揉法　　　　　　　　掌揉法　　　　　　　　鱼际揉法

7. 掐法

"掐法"是用指甲着力重按穴位的一种方法。运用掐法时要用指甲垂直用力按压重刺，而不是抠动、掐破皮肤。"掐法"属于强刺激手法之一，常用于点刺穴位，是"以指代针"的方法。进行掐法操作后，可以用拇指指腹按揉操作部位，以缓解掐法给孩子带来的局部不适感，增加舒适度。

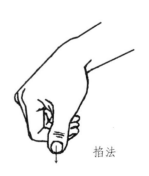

掐法

8.擦法

"擦法"是用手掌、鱼际或食指、中指两指指腹着力于一定部位，做往返直线擦动的一种方法。包括"指擦法""鱼际擦法"和"掌擦法"三种。进行擦法操作时，无论是上下方向还是左右方向，都应直线往返，不可歪斜；往返距离要长；着力部位要紧贴皮肤，但不要硬用力压，以免擦破孩子娇嫩的皮肤；用力要稳，动作要均匀连续，同时让孩子保持自然呼吸，不可屏气。

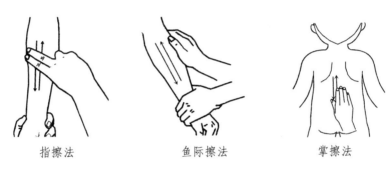

指擦法　　　　　　　鱼际擦法　　　　　　　掌擦法

9.搓法

"搓法"是用双手的掌面夹住或贴于一定部位，相对用力作快速搓转或搓摩，并同时作上下往返移动的一种方法。具体进行时可以用双掌小鱼际（手掌内侧，即近小指的一侧肌肉隆起的部分）夹住孩子某部位搓揉；也可以用单掌贴于孩子某部位作单

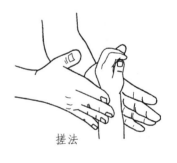

搓法

向搓摩。用于上肢时要使孩子的上肢随手法略微转动；用于腰背、胁肋时主要进行搓摩动作即可。

以上九种方法，无论哪一种要求都是要轻快柔和、平稳着实。轻是指手法操作时所用的力度轻；快是指手法操作时所用的频率快；柔和是指操作手法要均匀柔和；平稳是指在操作时手法所用的力度和频率要始终如一；着实是指手法操作时要紧贴穴位的表面，力度恰当，轻而不浮。只有遵循这些基本原则才能发挥小儿推拿应有的功效。

吃，对于孩子防病治病也很重要

孩子生病的时候做父母的都是操心又焦心，因为吃药、打针对于孩子来说是一件非常痛苦的事情。有什么办法让孩子少吃药呢？中医学主张生病要三分治、七分养，除了吃药、打针以外，食疗也是很重要的防治疾病的方式，对孩子的整个身体状态起着重要的调节作用。

什么是食疗，它有什么作用

食疗又称食治，是在中医学理论指导下利用食物的特性来调节人体功能，使其获得健康或愈疾防病的一种方法。中医学认为，人们吃的食物很大一部分也是中药，比如薏仁米、姜、红枣等，均是"药食同源"的上佳食材。

食疗与我们简单的吃不同，它对身体有更好的调理效果，又不同于以药物为主，需要医生进行配置的药膳。它是食物为主，除了需要烹饪技术加工以外，加工的食材既是食物也是药材，家长在了解基本常识的情况下可以自己给孩子烹调食用。如果家长不知道哪些食材属于"药食同源"，可以参考国家有关机构公布的"药食同源名录"。

对于孩子来说，对应体质、症状的食疗具有养生保健作用，可以使孩子身体强壮，而且还可以达到未病先防的效果。比如日常生活中有些孩子有口气、大便很干，严格意义上来说这对健康并没有太大的影响，但是却是积食、便秘的"前奏"。所以如果懂得食疗，在有初期症状时，便及时消除潜在因素，可以在很大程度上防止后续的一系列病症对孩子身体健康造成威胁。

此外，食疗还有辅助治疗的作用。通过适当的食疗手段可以在疾病过程中起到缩短病程、增加药效的作用，也可以在特定的疾病后期起到替代药物治疗的作用。如果食疗做得好，孩子吃药、打针就会相应减少，特别是现在，要控制抗生素滥用的现象，食疗的意义就更大了。

遵循食疗原则，才能发挥食疗效果

想要通过食疗的方法让孩子拥有健康的身体，家长需要注意掌握四大原则，这样才能发挥食疗的效果。

1. 整体调理平衡原则

整体调理平衡是指阴阳平衡、五脏协调。阴阳平衡是指当阴盛的时候，家长应该有针对性地给孩子吃些阳性的食物，比如黑芝麻、木耳、桑葚、红枣、桂圆等有滋补作用的食物，反之亦然；五脏协调是指心、肝、脾、肺、肾要调和，无论哪一脏有所亏虚，都要及时用相应的食物进行调理，以免引发更大的问题。

2. 饮食均衡原则

孩子很容易偏食，喜欢吃什么就只吃什么，这是不太科学的。大自然赋予我们这么多食物，比如蔬菜、肉类，这些东西都是人体所需要的，要均衡摄入。如果单吃某一样食物太久，很容易因为食物的性质而导致身体出现相应的改变，比如常吃温热性质的食物容易积热，常吃寒凉性质的食物容易受寒等，这一点对于正在成长的孩子来说尤其重要。所以饮食要荤素搭配，什么都让孩子吃一点，保证饮食均衡，身体自然会平和少生病。

3. 三因制宜原则

所谓"三因制宜"，即因人制宜、因时制宜、因地制宜，是中医学食疗养生中非常重要的部分。因人制宜：孩子的生理、病理特点与成年人不同，饮食调养宜"平补"，目的是维持孩子良好的体质，不宜"峻补""滥补"，以免补过头、补不对造成反效果，影响孩子健康发育。因时制宜：中医学认为，春夏养阳，秋冬养阴。意思是春夏时节的饮食应该注意调动阳气，秋冬时节的饮食应该注意滋阴。因地制宜：我国南北方温差较大，饮食也要有所区别，比如南方多湿热，通过喝凉茶、汤等祛湿热对身体比较好，而北方多干燥，应该常吃新鲜的蔬菜、水果，并且多喝水来润燥，达到用食疗方法让人体的内环境去适应其所处的地理气候环境的目的。

4. 食物四性五味原则

性、味是食物性能最重要的部分。所谓四性，也称为四气，即食物有寒、热、温、凉四种性质。五味则分为酸、辛、苦、甘、咸。食物的四性是从食物作用于人体所发生的反应中概括出来的，与食物的食用效果是一致的。一般而言，寒性食物有泻火的作用，对热性体质、上火等有比较好的调理效果；温热性质的食物可以助阳补火，弥补寒性体质的不足，但是对热性体质则是火上浇油。适当地食用苦味食物可以泻火补心；酸味食物可以止泻养肝；辛味食物可以开胃、活血、养肺；咸味食物可以软坚散结、养肾；甘味食物可以健胃、消食、养脾。掌握食物的性味，了解孩子的体质，便能做好孩子的食疗工作，促进孩子身体健康。

规避食疗误区，让孩子吃得更健康

"民以食为天，儿以食为先"，虽然现在不少家长对儿童食疗保健非常重视，但观念上却有不少误区。

1. 进食无害，进补无害

一些家长认为进食、进补是没有害处的，把孩子吃好、喝好放在首要位置，甚至给孩子用人参、燕窝、冬虫夏草等进行补养，其实这种"纵容"对于孩子的脾胃以及整个身体健康都是没有益处的。孩子的饮食注意均衡、营养即可，太过进补有可能造成孩子消化不良、厌食、肥胖、早熟等一系列健康问题。

2. 片面追求疗效

有的家长觉得孩子比较瘦弱，或者孩子体质不好，容易生病，便会急着给孩子补养身体，片面追求补养的疗效，用一些所谓的快速见效的保健品。孩子体弱多病家长担心、着急无可厚非，但是需要明白的是欲速则不达，过于片面地追求疗效，而不注重孩子整体的饮食调养，反而有可能起反效果，影响孩子健康。

3. 忽视安全

无论家长要给孩子吃什么，都应以安全为首要条件。除了日常饮食注意之外，家长尤其要注意应谨慎给孩子使用保健品或者可以用来进行身体保健的药物。家长要知道的是，长时间吃化学药物是没有好处的，保健品也不是什么都能调理，选择科学搭配的食疗是最安全、有效的方法。

生活细节上，要特别注意呵护孩子健康

　　孩子的成长是由日复一日的生活组成的，而生活又由简单的细节构架而成，每一个小细节的日积月累都会在孩子的身体健康上有所体现。由于孩子对于这些细节没有概念或者自己无法约束自己，因此提醒广大家长要从细节处关心、爱护孩子的健康。

饮食细节，直接影响孩子身体健康

　　1. 油脂过多

　　家长经常担心孩子吃蔬菜营养不够，或者孩子本身不喜欢吃蔬菜家长没有办法，都容易造成孩子吃太多大鱼大肉的荤菜，导致油脂过多。油脂长期摄入超标，如果孩子不爱运动的话，很容易导致脾胃受损、内脏肥大、身体肥胖等，这会给身体健康带来一系列的隐患。

　　2. 喜欢吃烧烤

　　孩子喜欢吃烧烤，尤其是烤的时间比较久、比较焦的肉类，会因为脂肪发生不完全燃烧而产生大量的 V－氨甲基衍生物。它的致癌强度甚至超过了我们熟悉的黄曲霉素。因此，烧烤尽量少让孩子吃。此外，家长在烹调肉类时也应注意火候，一旦烧焦就不能再食用，不仅孩子不宜食用，成年人及老年人都不宜食用。

3. 错食味精

食物的咸淡与添加剂的多少是家长长期关注的问题，其实味精也应列入关注之列。味精遇到碱性食品，如菠菜、白菜、卷心菜、生菜、胡萝卜、竹笋、土豆、海带等会变成谷氨酸二钠，不仅不能提鲜，还会降低食物的鲜味。而且谷氨酸二钠被加热到120℃时会变成致癌物质焦谷氨酸钠。因此在烹调碱性食材时不宜放味精，可以放味精的食物应在起锅前放，避免长时间煎煮导致味精变性。

4. 不吃用报纸包的食品

报纸上沾染的油墨中含有一种叫作多氯联苯的有毒物质，它的化学结构与农药差不多。如果家长用报纸包食品，这种物质容易渗透到食品上，然后随食物进入人体，当人体内的多氯联苯储存量达到0.5~2克时会引发中毒。轻者眼皮红肿、手掌出汗、全身起红疹，重者恶心呕吐、肌肉酸痛、咳嗽不止，甚至导致死亡，对于孩子、大人的身体健康都是极为不利的，所以家长如果存在这样的习惯一定要改掉。也许有的家长认为很难积累到引发中毒的量，不会对健康造成什么危险，但是有利于身体健康的事情，做总比不做好。

5. 不吃霉变的大米、花生和玉米

现代生活条件好了，没有家长会给孩子以及全家吃霉变的食物，尤其是霉变后容易产生黄曲霉素这种强致癌物的大米、花生、玉米等。这里之所以还要着重说明，是希望可以引起家长注意，不管是储存时间久或储存不当不小心发霉的，还是买到了劣质的翻新大米、花生、玉米等，都不宜食用。建议家长们凡是发现食物发霉，无论味道、霉斑大小，都要扔掉；购买这些食材要从正规的超市、市场购买国家认证的合格产品，没有生产商、保质期等信息的"散装""三无"产品都不宜选购。

6. 腐烂的水果不可食

水果腐烂后，微生物在代谢过程中会产生各种有害物质，特别是真菌的

繁殖会加快。有些真菌会影响消化系统健康，甚至引发癌症，所以家长要引起注意。有的家长可能觉得只是烂了一小块，削掉之后剩余的部分依然可以食用，殊不知这些腐烂导致的真菌容易通过果汁向未腐烂的部分扩散，而且肉眼看不出来，所以尽管去除了腐烂的部分，剩下的水果依然不能吃，要果断丢弃。

7. 少吃或不吃激素类的食物

所谓激素类食物，既包括可能存在促进孩子性早熟的激素类物质的炸鸡、快餐等食物，也包括甜品、煎炸等容易导致孩子变胖的正常食物。孩子超标摄入含有激素类物质的食物或者因为吃了容易导致肥胖的食物而发胖，都会造成体内激素分泌紊乱。激素分泌紊乱后，女孩会获得比较多的雄激素，出现体毛过盛、膀大腰圆等情况；男孩会获得比较多的雌激素，出现细皮嫩肉、胸部过度发育像女孩等情况。这些身体"中性化"的倾向可能会对孩子日后的生殖功能造成影响。

8. 不把饮料当水喝

孩子日常饮水应以白开水为主，如果经常把饮料，尤其是碳酸饮料当水喝，很容易导致牙釉质变黄、发黑，引发龋齿等牙齿健康问题。建议家长多给孩子喝白开水，即使孩子非常喜欢喝碳酸饮料也要适当控制，并且在喝饮料后要及时刷牙。一般在孩子2岁前，刷牙由家长"代劳"，用硅胶牙刷、柔软纱布刷牙或擦拭牙面；在孩子2岁至2岁半时，家长可以让孩子学着自己刷牙，但不建议使用牙膏；等孩子长到3岁半、4岁左右，就可以自己正式使用儿童牙膏刷牙了，刷牙后家长注意检查一下即可。

9. 饭后不宜立即吃水果

无论是在家里还是去餐厅吃饭，现在都比较流行"饭后水果"。但是如果想要保证孩子的消化功能发育健全且健康，就要避免孩子饭后立即吃水果的习惯。因为正餐从被孩子吃到嘴里到消化结束至少需要2个小时，饭后立即吃进的水果会停滞在胃里，以至于还没来得及被消化就在你的胃里发酵了。发酵的水果会产生气体，导致孩子胃胀不适。长期如此，孩子脾胃会变得虚弱，进而引发偏食、厌食等各种消化系统疾病。

✺ 其他生活细节，为孩子的健康"添砖加瓦"

1. 注意驼背问题

孩子上学用的书包过重、背书包姿势不当、课桌椅的高低与孩子身高不匹配、经常玩电脑、房屋空间狭窄、久坐姿势不正确等，都可能导致孩子"驼背"，时间长了还可能引发脊柱侧弯。家长需要了解的是，脊柱疾病不仅仅是骨骼问题，还容易引发呼吸系统、消化系统疾病，所以家长平时要常常观察孩子的脊背，尤其是观察孩子站立时两边肩膀的高度是否一致，左右胸发育是否一致，以及背部有无异常凸起等。如果发现有异常情况，建议及时带孩子去医院相应科室进行检查。

2. 注意餐具问题

现在市场上的餐具多种多样，生产厂家、材质等也形形色色。比如有些餐具的颜色和图案是由各种漆料填充而成，这些漆料中含有铅、苯等化学物质，会随着油漆的剥落被孩子吃进体内，造成一定的健康危害；塑料餐具不耐划，用的时间久了容易出现划痕、滋生细菌，而且塑料一般含有双酚胺、甲醛等不安全因素，不建议使用；不锈钢餐具含有铬和镍，前者防止餐具生锈，后者耐腐蚀，但是劣质的不锈钢容易造成重金属中毒；仿瓷餐具有的是用密胺树脂制成的，有的是用脲醛树脂制成的，只是最终成品的时候覆盖一层密胺粉，后者质量不好，容易使有害物质残留；木质餐具大部分都是由纯天然材质制作而成，但是很多木质餐具有浓重的木头味，而且不易清洗，水洗后不易晾干，长期处于潮湿状态容易滋生细菌甚至发霉。鉴于此，提醒广大家长在给孩子挑选餐具时注意：注重品牌，确保材料和色料纯净；挑选餐具内侧没有彩绘图案的器皿；不宜选择容易脆化、老化、烫手和经不起摔打、磕碰，在摩擦过程中容易起毛边的餐具。总而言之，家长给孩子选择餐具要以安全无毒为第一要素。

3. 注意牙齿清洁问题

家长注意孩子的牙齿清洁问题，不仅能帮助孩子养好牙齿，还能帮助孩子预防咳嗽、感冒、消化系统疾病等。不过除了督促孩子早晚刷牙之外，中午刷牙或者饭后漱口也是非常重要的。因为据研究表明，夜晚口腔内细菌的繁殖速度其实只是白天时的 60%，也就是说白天口腔更加需要护理。所以午饭后让孩子刷牙或者吃零食、水果等之后漱口是非常有必要的。不过餐后不宜立即进行，最好安排在餐后半小时，以免造成孩子的牙釉质损伤。

4. 注意情绪问题

有的时候，坏情绪比病毒更可怕，据研究表明，80% 的疾病都与精神波动有关。因为坏情绪会降低人体的免疫力，使孩子容易遭受外来病毒的攻击，尤其是消化道疾病和皮肤疾病。所以当孩子情绪激动、情绪低落时都不宜让孩子进食，等孩子情绪稍微平复之后再给孩子做一些好消化的食物，以免导致积食、腹泻、皮肤过敏等症状。至于家长要如何帮助孩子管理情绪，在本书第七章会有详细介绍。

第二章

孩子咳嗽、感冒、积食，病根在于脾肺虚弱

很多时候孩子咳嗽、感冒、积食之所以总是反反复复，往往与治疗没有找准孩子的"病根"有关系。中医学认为，在积极治疗咳嗽、感冒、积食的同时，还要调养脾肺，因为咳嗽、感冒、积食是脾肺虚弱的外在表现。只有脾肺不虚了，咳嗽、感冒、积食自然会消失无踪。

孩子爱生病，这是为什么

在孩子生长发育的过程中，无论在人体形态结构方面，还是各种生理功能方面，他们都在迅速地向着成熟、完善的方向发展。不过这个快速发育、成长的过程就像上午八九点钟的太阳一样，蒸蒸日上却没有到达"炽热""稳定"的顶峰状态。所以在这个过程中，孩子的健康会受到多方面的影响。以本书来说，孩子咳嗽、感冒、积食与饮食、外感、情志这三方面因素有很大的关系。一旦这三方面不能调和，孩子就比较容易生病。

1. 饮食

孩子，尤其是年龄比较小还不能自己控制饮食的孩子，挑食、偏食、暴饮暴食等都容易造成营养摄入不均衡，加上孩子脾常不足，便容易引发消化系统疾病。而且，孩子对于饮食的偏嗜还会造成其他健康问题。比如过寒伤阳、过热伤阴、过辛伤肺、甘腻伤脾、肥厚生痰，经常有这些饮食偏嗜的孩子会造成相应的身体损伤；不爱吃蔬菜的孩子、饮食质量不足的孩子，容易因为气血生化无源而引发虚怯，对于孩子的整体抗病能力造成影响。因此，在孩子不能自主烹调饮食的成长期，家长一定要做好相应的饮食搭配工作，让孩子吃得营养又健康。以此来增强孩子的脾胃功能以及整体的身体素质，降低孩子患病的概率。

2. 外感

孩子肺气不足，与肺相应的皮毛也比较娇嫩，不足以适应外来气候的异常变化，由此产生受风、着凉、中暑、上火等诸多病症。所以外感容易影响到孩子的肺脏，让咳嗽、感冒、发烧成为威胁孩子健康的常见病症。

3. 情绪

孩子思想单纯，不会受七情六欲所困，但是这不代表家长们可以不关注孩子的情绪。因为孩子暂时没有自我调节情绪的能力，各种感官的突然刺激都可能会对孩子的情志造成创伤。比如婴幼儿乍见异物、骤闻异声，都容易因为受惊过度而损伤心神，或使已有的肝风惊厥发作加剧；已经能明确表达自己情绪、欲望的孩子，如果想要的东西得不到满足，很可能会导致情绪崩溃，耗气伤脾，造成食欲下降，产生厌食或积食；学龄儿童因为学习负担过重，家长期望值过高，容易出现忧虑、恐惧，产生头痛、疲乏、失眠、厌食或精神行为异常等，由此引发身体、精神双重损伤。除此之外，家庭对孩子溺爱过度，孩子对社会的适应能力差，父母离异或再婚、亲人去世、教师责罚、小朋友欺侮等，都可能使孩子因为精神受到打击而患病。所以孩子的情绪需要家长悉心呵护。

孩子成长阶段，朝气蓬勃而又娇嫩脆弱，想要让孩子健康成长少生病，在此需要提醒广大家长，对待孩子既要有耐心、有恒心，还要努力学习相关知识，这样才能科学守护孩子健康。

外邪犯肺，
孩子就会咳嗽

孩子咳嗽是非常常见的现象，冬春季节、气候突变时尤其多见。中医学认为，肺主气，司呼吸，意思是人体的呼吸主要是靠肺脏完成的。肺进行呼吸运动时，吸入自然界的清气，呼出体内的浊气，实现体内外气体交换的功能。因此肺通过不断地呼浊吸清，吐故纳新，促进气的生成，调节着气的升降出入运动，从而保证人体新陈代谢正常进行。

肺是靠什么完成呼吸运动的呢？这又是肺的另一大生理功能——肺的宣发肃降作用。宣发是宣通和发散之意；肃降是清肃下降之意。肺靠宣发功能排出浊气和痰液，靠肃降功能吸入自然界的清气。肺气的宣发和肃降是相反却又相辅的运动，在生理情况下相互依存、相互制约，在病理情况下相互影响。所以，如果肺没有正常地宣发，就不能有很好地肃降；肺没有正常地肃降，也会影响它正常地宣发。

在肺的功能方面，孩子与成年人大致相同，但是由于孩子的生理功能发育尚未健全，所以其肺部娇嫩，容易患病。加之肺通过气管、咽喉连通口、鼻，是可以和外界接触的脏器，它受外界影响的概率更大，更容易患病。

对肺影响最直接的就是外感因素，异常或过度的天气状况，即中医所说的风、寒、暑、湿、燥、火之邪，同时还有些比较特殊的"天行疫气"，相当于如今认识到细菌、病毒等，都容易通过口、鼻直接侵犯到孩子娇嫩的肺，影响肺的正常功能，导致孩子身体气机逆乱，使原本应深深吸入的清气上逆，到不了应到的地方，应排出的浊气排出不畅，积存在体内，引发咳嗽症状。

除此之外，外邪侵犯孩子的肌肤表面，也就是家长常说的"着凉""受风"等也容易引发孩子咳嗽。之所以会出现这种现象，是因为肺主皮毛，从一定程度上来说，肺与皮毛相通，借着宣发人体之气的契机，调节肌肤腠理的开阖，并将代谢后的津液化为汗液从毛孔排出体内。当外邪侵犯孩子的肌表，致使其毛孔闭塞，人体之气不能通过皮毛宣发，从而阻塞在体内，便会造成气机逆乱，肺失宣降最终导致孩子咳嗽。

因此家长在天气乍暖还寒、流感高发季节，要帮助孩子做好增减衣物、消毒杀菌的工作，以此来呵护孩子娇嫩的肺，尽量避免外邪侵犯引发的咳嗽。

脾胃失调的孩子，更容易得外感

孩子遇寒受风后往往会发烧、咳嗽，但是临床发现，孩子的身体素质不尽相同，外感的频率、程度也是不一样的。比如有的孩子只是偶尔生病，有的孩子则是上次感冒刚好又马上咳嗽。这是为什么呢？中医学认为，这与孩子的脾胃有密切关系。

中医学中的脾与胃

在中医学理论中，脾属五脏，胃属六腑，脾胃相互对应，又共同担负着消化食物、提供能量的职责，所以常常脾胃合称。但对于身体健康而言，脾胃各有各的特点。

从生理功能上讲，脾主运化，即脾具有把饮食转化为人体所需的营养物质，并将这些对人体有用的营养物质吸收、输送到身体所需部位的生理功能。这一生理功能主要包括食物的运化和水液的运化。食物的运化是指脾可以促进食物吸收和消化，并向全身传输精微物质，为孩子的身体提供能量。水液的运化是指脾可以吸收和传输水液精华，调节水液代谢。由于饮食是孩子出生后所需营养的主要来源，饮食的消化和吸收都是由脾来完成，进而为孩子的成长提供充足的原料，所以中医学一向将脾称为"后天之本"。胃是六腑之一，与脾相应，主要的生理功能也与脾相得益彰，主受纳和腐熟饮食。受纳是指接受和容纳脾传输而来的饮食，腐熟是指将食物进行初步消化，所以胃被称为"水谷之海"。胃受纳、腐熟水谷的功能必须与脾气的运化功能相互配合，这样才能将水谷转化为可以被孩子吸收的营养供养全身。

除此之外，脾主升清，意思是脾气将胃肠吸收的营养物质上输于心、肺，通过心肺化生气血，以濡养孩子全身，保证孩子身体内的气呈上升的运动趋势。同时，这种上升的气海可以托举内脏，避免内脏下垂。而胃气主通降，是指胃气应当保持通畅的状态和下降的运动趋势，主要体现在饮食的消化和糟粕的排泄过程中。只有脾升清与胃通降的特点相辅相成，共同作用，才能把饮食的营养物质输布孩子全身，使糟粕物质下降、排泄，保持孩子的消化系统正常。

☀ 外感和脾胃功能的关系

在了解了脾胃功能之后，家长可以发现，脾胃与孩子的营养息息相关，而合理的营养又是孩子身体健康的基本保障。所以当孩子的脾胃功能下降时，消化功能就会出现问题，进而影响孩子对营养物质的消化吸收，导致全身气血生化缺乏必要的物质，那么孩子的身体素质、抗病能力必然会随之减弱。而且脾与肺关系紧密，人体的五脏有各自的五行属性，肝属木、心属火、脾属土、肺属金、肾属水，五行各有生克关系。其中脾土生肺金，脾和肺相当于一对母子关系，当"母亲"出现问题，受她哺育的"孩子"身体肯定也会受到影响。所以更简单地说，小儿脾常不足，脾虚运化功能减弱，水液运化失常，便会生成痰湿，痰湿上贮于肺，肺的宣发肃降功能受到限制，皮毛又没有了肺气的支持，所以很容易外感。

在了解了脾胃对孩子身体健康的重要性之后，家长可以更有针对性地帮助孩子调理脾胃，以此养成孩子不生病的好体质。

脾虚、脾胃失和，容易导致孩子积食

孩子经常会有这样的情况：不想吃饭，没有食欲，肚子胀，严重的甚至会呕吐酸馊不消化的食物，大便溏稀或便秘。而且孩子会因为这些症状烦躁不安，夜间哭闹，或者出现发热的情况。如果症状大部分相符，一般表示孩子积食了。

☀ 什么是积食，它与脾、胃的关系

积食属于中医学概念，主要是指小儿乳食过量，损伤脾胃，使乳食停滞于中焦所形成的胃肠疾患。积食一般发生在婴幼儿身上，临床上主要以不思乳食、腹胀嗳腐、大便酸臭或便秘为主要特征，与西医学的消化不良相近。积食一般不分季节，一年四季皆可发生，不过因为暑湿容易损伤脾脏，导致孩子的脾脏运化功能减弱，所以孩子在夏天发生积食的概率更大。而且各年龄段的孩子都可能发生积食，孩子越小，脾胃功能越弱，越容易积食。

引起积食的原因有很多，主要是因为脾气虚弱、脾胃失和导致的。而且孩子的积食与脾胃还会相互影响，脾脏运化失调，饮食停滞于胃肠，胃来不及腐熟这些积聚的食物，会导致积食越来越重。而积食一直得不到调理又会导致脾胃功能受损，严重的甚至会导致孩子营养不良和生长发育障碍，陷入恶性循环，所以家长一定不要把孩子积食当小事。

了解积食分类，帮助孩子调理

积食的分类虽然没有那么明确，但是也存在可以帮助家长区分的地方，家长可以根据这些不同的表现大概判断孩子的积食类型，从而帮助孩子进行调理。

1. 脾积食与胃积食

有的孩子一点东西都不想吃，没有胃口，这往往是胃部积食了，因为胃不能受纳食物了，所以孩子才不想吃饭。有的孩子特别能吃，可身体却很瘦，这往往是脾积食了，以至于脾无力运化，身体没有营养，发出"求救"信息，要吃更多的东西，可是孩子吃得越多脾越无力运化，最后食物没有被孩子消化吸收就排出体外了。但是这不表示孩子的积食好了，排泄之后又会产生新的积食，以此循环往复，影响孩子的身体健康。

2. 寒性积食与热性积食

积食有寒性和热性之分。如果孩子的身体偏于阴虚，积食以后便容易化热，导致湿热积滞为患。如果孩子的身体偏于阳虚，积食以后很容易伤到脾阳，导致孩子阳气不足，形成脾胃、肢体寒冷等症状。如果寒热情况一直得不到调理，孩子的脾胃会受到较大损伤，进而影响孩子的生长发育。

3. 有形积食和无形积食

积食有有形和无形之分。有形的积食，是积滞的食物还在，往往是刚刚吃的，属于急症。比如孩子喜欢吃甜食，一次性吃了很多，能明显感受到孩子积食的相关症状，这便是有形的积食，只要做好消化工作，把积滞清理掉就好了。无形的积食往往是慢性的，就是孩子长期偏嗜某种食物而且吃得比较多，伤害到脾胃的运化功能了。此时也许积滞的食物不多，但是脾胃的运化功能却整体降低了，中医学称之为"脾虚夹积"。这是一种虚实夹杂的状态，时间久了孩子容易正气不足，进而导致咳嗽、感冒频发。

孩子脾胃弱，
多半是父母惯出来的

相信通过上一节的讲解，家长们已经知道孩子积食多是脾虚、脾胃不和造成的了。但是有的家长会因此而出现疑问，就是平时都很疼爱孩子，一直注意孩子饮食的营养，生怕饿着孩子，也很注意给孩子保暖，让孩子得到充分休息，这样健康的生活方式，为什么孩子还会脾胃虚弱呢？其实家长不知道的是，孩子脾胃虚弱恰恰与这种"疼爱"有关。

中医学传承了数千年，在这数千年的历史长河里出现了不少名医，钱乙便是其中一位，被后世称为"儿科圣手"，对于孩子脾胃虚弱有独到的见解。而后来的事实也证明，孩子脾胃虚弱的确与家长的娇惯有一定关系。

话说钱乙是宋神宗年间，山东郓城的一位名医，擅长治疗儿科疑难杂症。宋神宗的姐姐，即当朝长公主的小女儿生病了，所有的御医都束手无策，有人便提议请钱乙来诊治。钱乙仔细观察了小病人之后，胸有成竹地对长公主说孩子并没有什么大病。这种与所有御医诊断相违背的说法让人为他捏了把冷汗。而钱乙却"艺高人胆大"，直率地说出长公主的女儿所得的疾病为"富贵病"。简单来说是对孩子太过娇惯，吃、穿过于讲究，油腻的食物吃太多了，导致脾胃阻滞，不思饮食，久而久之损伤脾胃，使脾胃越来越弱。钱乙说："小儿无冻饿之患，而有饱暖之灾。"在现代育儿中依然有这样的说法与其不谋而合，即"要想小儿安，三分饥与寒"。

透过钱乙的例子，我们可以总结一下家长有哪些娇惯孩子的方式会引起孩子的脾胃虚弱，并积极改掉这些做法，让孩子的脾胃尽快"强壮"起来。具体来说，以下两大方面对孩子脾胃影响最大。

1. 饮食

在吃饭方式上，家长太过纵容，孩子想吃就放任孩子吃，不吃就追着喂，生怕孩子饿着，无法帮助孩子养成正常的饮食规律，孩子没有进食的条件反射对脾胃是一种潜在的危险。当孩子特别喜欢吃饭的时候，家长要帮助孩子把控一下，不要让孩子一次性吃太多，可以用部分水果、牛奶等替代孩子的饮食，让孩子有饱腹感的同时又不至于吃太多。当孩子不爱吃饭又怕饿着孩子怎么办呢？此时家长可以给孩子做一些比较健康的、偏向孩子口味的食物，比如肉汤煮蔬菜、坚果酸奶杯、芝士土豆泥、蛋黄酥、山楂球等营养搭配相对合理的"零食"来丰富孩子的饮食。总之，家长们需要注意的是，孩子的喂养一定要定时、定量、丰富多样，这样才能帮助孩子养出好脾胃。

2. 用药

这里之所以将用药列出来，是因为不知道从什么时候起，有的家长会给孩子吃一些所谓的"平安小药"，以此来预防疾病。但是这些"平安小药"大都是防止孩子上火的，多属于寒凉性药物，会让孩子原本娇嫩而又快速发育的脾胃受到伤害，就像给火苗上浇了一盆凉水一样，给脾胃造成的损伤可想而知。所以孩子没有生病就不要给其用药，生病之后要谨遵医嘱用药。如果家长怕孩子生病，可以合理搭配孩子的饮食，让孩子适当锻炼，以此来增强孩子的抗病能力，比吃药要好得多。

脾胃强大了，孩子才能更壮实

　　孩子体质上佳、不生病是每位家长的愿望，但是想要达成这个愿望却需要家长通过不断的学习，找对方法，其中脾胃对于孩子的身体健康来说是至关重要，绝对不能忽视。

　　《黄帝内经》中有"营卫之气"的概念，"营气"是营养物质，在经脉里面走行，相当于孩子身体的"后援补给"；"卫气"是一种人体的正气，在经脉之外走行，相当于孩子体表的"防御系统"。只要营卫和谐，孩子的身体就能更壮实。而想要让孩子营卫和谐，需要知道营卫之气从哪里来，以及如何养护营卫之气。

　　中医学认为，营卫之气由我们的脾胃化生而来。因为脾胃是消化、吸收食物中营养物质的主要场所，只有脾胃健康，能够正常地消化、吸收营养物质，这些营养物质才能转化为营卫之气向上输送，经过肺，再由肺输送到全身，从而变成孩子身体健康的强大防御系统。也就是说，脾胃是产生、供应营卫之气的"生产基地"，肺是向全身运行营卫之气的"传送带"。只有脾、胃、肺协调运作，孩子身体的营卫之气才能正常供应。

　　之前我们讲过，脾胃属土，肺属金，因为"土生金"所以"脾土生肺金"。一个人脾胃功能的强壮与否，决定了肺系统的强壮与否。当孩子的脾胃强壮，吃下去的食物中的营养物质很快就能转化为营卫之气，帮助其抵抗细菌、病毒等侵袭。而且脾胃强壮，就有足够的营养物质可以养护肺部，让肺也跟着强壮起来，肺强壮了，转输营卫之气的能力就会进一步增强，那么孩子的体质也就提升了。也就是说，只有脾、胃、肺之间的良性循环转动起来，孩子的身体才能更强壮。

家长们要想帮助孩子养成这样的良性循环，需要注意孩子的饮食，定时、定量且营养丰富，脾虚的孩子可以常吃粳米、锅巴、薏苡仁、南瓜、山药、扁豆、栗子、红薯、土豆、香菇、银耳、胡萝卜、鲈鱼、葡萄等具有补脾益气、开胃消食作用的食物；需要适度加强孩子的锻炼，有时间的时候可以常带孩子去郊外游玩，呼吸新鲜空气的同时又增加了孩子的运动量；需要学一些补脾的推拿手法，比如清补脾、运顺八卦、捏脊、摩腹、揉足三里等。通过这些努力，家长一定可以帮助孩子强健脾胃，让孩子拥有不生病的好体质。

第三章

"咳"不容缓，任何时候 孩子的咳嗽都不是小事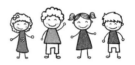

咳嗽虽然常见，但是绝对不是小事。简单的咳嗽如果不及时处理，也容易变成顽固性咳嗽，甚至引发哮喘、肺炎、气管炎等更为影响孩子身体健康的疾病。所以家长要及时关注孩子的咳嗽问题，尽快处理，做到"咳"不容缓。

守护孩子娇嫩的肺脏，
遵循基础养护五原则

在中医学的基础理论中，肺为"娇脏"，这与肺的特殊位置、质地、功能有密切联系。首先，肺位于胸腔横膈之上，如同盖子一样盖在其他脏腑之上，又与口、鼻相通，是沟通内外的重要内脏，一旦外邪侵犯，首先会伤及肺脏。其次，肺脏要完成气体的交换工作，所以质地疏松、清虚，吸气时肺脏质地饱满，呼气时质地空虚，就像海绵一样。但是也正是因为这种质地，使肺难以耐受外来的冲击和寒热刺激。最后，"肺朝百脉"，全身的经络、气血都需要通过肺的呼吸，进行人体内外清浊之气的交换，再通过肺气的宣发、肃降作用将富有清气的血液通过血脉输送至全身，成为身体的补养。不过也因为肺脏与全身经脉、气血的联系，使得它更容易被其他脏腑的病变所累及。

对于尚在发育期的孩子来说，肺脏更为娇嫩，行气未充，脏腑功能尚不健全，但是因为生长发育又对肺气有比较大的需求，所以更容易致病。为了防治疾病，可以通过以下五原则来做好孩子肺脏的基础养护。

1. 用新鲜空气来养肺

肺是气体交换的场所，是外界气体进入人体的必经之地，因此外界气体的好坏对肺部健康有直接影响。肺本性喜清肃而恶燥邪，所以要想保持肺部健康，就要保证大部分情况下吸入的空气洁净且有适宜的湿度。由于自己很难改变大环境，所以可以从身边自己力所能及的地方着手。比如不要带孩子去人多、空气污浊的地方；不要让孩子吸二手烟；选择合适的空气净化器，并做好室内保湿工作；经常带孩子去草木茂盛、空气新鲜的地方郊游，并教孩子做深呼吸。

2. 调节情志来养肺

中医学认为，肺的五行属金，在情志方面表现为悲，因此悲伤的情绪很容易损伤肺脉。研究表明，肺病患者或者肺不好的人也非常容易悲伤。所以家长一定要做好孩子的心情疏导工作，不要让孩子大哭大闹，尤其持续时间不宜过长，以免耗散肺气，影响孩子健康。同时，可以鼓励孩子经常笑，不仅能克制悲伤情绪，还能增大肺活量，有助于宣发肺气，帮助孩子锻炼肺功能。

3. 适当运动来养肺

家长让孩子保持适当的运动可以增强孩子的心肺功能。一般情况下，适合孩子的运动最好符合孩子本身的情况，讲究适量、适度。比如慢跑、爬山、跳绳、踢毽子、打篮球、踢足球、跳舞等相对和缓的运动都比较适合孩子。

4. 调整饮食来养肺

孩子最好少吃辛辣、刺激、过于干燥的食物，以免对"娇嫩"的肺脏造成不良影响。中医学调养体质、防治疾病讲究药食同源，避免不好的饮食习惯和不适宜的食物，多吃养肺的食物，比如银耳、雪梨、甜杏仁、百合、荸荠等，自然可以滋阴润燥，有效养护孩子的肺部。

5. 常喝水以养肺

中医学认为燥邪容易伤肺，因为肺是一个"开放"的系统。从鼻腔到气管再到肺，这种"开放"为气的畅通提供了"通路"，也为肺部的水分可以随着气的排出而散失提供了条件。所以干燥的空气、体内缺水都是"燥邪"，容易造成肺黏膜和呼吸道损伤。因此，家长可以常常给孩子喝温开水，保证孩子水分充足。同时也可以在室内安装加湿器，及时调整室内湿度。

咳嗽不一定都是病，找准诱因是关键

很多家长一听到孩子咳嗽，第一反应往往是"孩子是不是病了"，接下来的动作就是带孩子看病，或者让孩子吃药。其实，咳嗽是呼吸道感染或有异物时，人体自然做出的一种表现。因此当孩子咳嗽时，不一定就是生病了。

研究表明，孩子非常容易因为吞食异物而引发咳嗽，不过年龄一般在2~5岁。1岁以下的孩子虽然喜欢拿着玩具咬，但是因为家长关注度较强，而且给孩子的都是比较大而柔软的玩具，如毛绒类、棉布类、安全橡胶类等，这些玩具不易分解，不具备可吞食的条件，所以这个年龄段的孩子相对安全。但是2~5岁就不同了。这个年龄段的孩子基本已经学会了走路，具有比较完善的吞咽能力，而且好奇心较强，发现任何散落的小物件都有可能会放到嘴里尝一尝，进而发生误吞，导致危险发生。据临床统计，纽扣大小的物品被孩子吞食的概率最高，比如硬币、游戏币、玩具小零件、水钻、螺丝钉、药片、枣核、电子电池等，所以家长对于这个年龄段的孩子一定要格外关注，并且将这些容易被孩子误吞的东西妥善保管。如果还是因为某些不可控因素，导致孩子误吞以下物体，建议家长及时按照文中所说的方法进行处理。

1. 误吞圆形物品

如果孩子吞食的是形状规则、表面光滑的物品，尤其是圆形物品，家长可以稍微安心一些。误吞后孩子一般不会有喉咙痛、腹痛等痛苦症状，不会哭闹，异物可以比较顺利地通过食管直达胃中，与粪便一起排出体外。此时家长要适当给孩子多吃些粗长纤维的蔬菜，比如韭菜、芹菜、菠菜等，以起到包裹异物、尽快排便的作用。根据孩子的消化情况，异物一般在1~2天内可以随大便一起排出体外。孩子排便之后，建议家长用小棍拨开大便检查一下，看看吞食的物品、数量是否对等，如果已经全部排出，则可以放心。如果3天后仍未见异物排出或数量不对，建议及时去医院就诊，查清具体情况。同时也提请家长注意，不要给孩子玩容易被拆卸的玩具，对于标注不适合孩子年龄段玩的玩具，不论孩子多喜欢都不要选购，而用其他安全的玩具代替。当然，由于每个孩子的情况不同，有的孩子误吞圆形物品不会出现任何问题，有的孩子则会出现腹痛、呕血、黑便甚至血便等症状，后者说明有严重的消化道损伤，必须及时去医院就诊。

2. 误吞口香糖

很多家长认为口香糖很黏，会粘在孩子的食管或肠道内，所以如果孩子误吞口香糖后一般非常紧张。其实人的肠胃内壁非常光滑，而且会分泌大量黏液，口香糖被粘住的可能性很小，孩子误吞之后如果肠胃消化不了自然会随着排便自动排出体外。因此如果孩子误吞口香糖后没有出现不舒服，可以不用去医院，多给孩子吃一些粗纤维的食物，比如燕麦、茴香、韭菜、芹菜等刺激肠胃蠕动，帮助孩子将口香糖排出体外即可。

3. 误吞成年人药物

日常生活中免不了生病，家长生病后自然会吃药。而有些孩子关注到家长日常服食药物，以为是糖果而感到好奇，可能在家长不注意的时候拿来吃。家长一旦发现孩子误吞成年人药物，正确的做法是先保留药品包装，再拿着药品包装带孩子去医院，这样可以帮助医生准确判断药物的种类和摄入量，以便于医生给予快速而恰当的处理。

面对孩子误吞成年人药物这件事，家长千万不要掉以轻心。站在医学的角度讲，药物用量应该通过身高、体重的计算而得出，孩子的药量明显小于成人，误吞过多的药物会对孩子的身体造成损害，所以及时去医院交由医生处理是非常有必要的。如果药性不太严重，比如少量维生素类药物，可以给孩子喝一些牛奶，减轻胃里的药性，然后再去医院通过相关指标的检查来判断是否对孩子产生影响。为了避免孩子以后再误吞成年人药物，在此提醒家长，药品和对孩子无益的东西要摆在高处，让孩子无法触碰，从根本上解决孩子误吞的问题。

4. 误吞枣核、鱼刺等尖锐物品

统计研究表明，枣核、鱼刺是尖锐物品当中孩子最容易吞食的两种。枣核的两头尖锐，吃枣时不小心一并吞下可能会刺伤孩子的口腔、食管及胃黏膜，或卡在消化道内的某一个部位，造成出血、穿孔等；鱼刺也是如此。因此，给孩子吃枣或鱼时，一定要事先剔除枣核和鱼刺，降低孩子误吞的概率。如果还是不小心误吞了，家长一定要及时送孩子去医院进行治疗。当然，如果孩子是在家长不知情的情况下误吞了尖锐物品，一定会出现无原因的腹痛或黑便，此时家长千万不要自行给孩子催吐或服用泻药，一定要立即带孩子去医院，让医生进行具体的检查，以免因为自行操作导致胃肠道蠕动加剧，使异物位置改变，加重对孩子的损伤。

5. 误吞含有化学成分的物品

家里往往会有含化学成分的物品存在，比如电池、干燥剂等。如果家长发现孩子误吞电池、干燥剂等含有化学成分的异物，一定要及时送孩子去医院。电池中含有强酸类物质，孩子一旦咬破电池的外皮，酸性物质便会释放出来灼伤孩子的胃肠黏膜，造成严重的危害。相较于电池来说，干燥剂因为成分有差别，对孩子的危害也不一样。比较常见的透明硅胶类干燥剂没有毒性，误吞后往往不需要做特殊处理；以三氧化二铁或氯化钙为主要成分的干燥剂具有轻微的刺激性，不过以氯化钙为主要成分的干燥剂遇水会释放热量，可能会灼伤孩子的口腔或食道。通常，以氯化钙为主要成分的干燥剂是石灰干燥剂，成本相对较低，吸湿率也好，所以是米饼、糖果、海苔等干燥度要求比较高的儿童食品类包装中常用的干燥剂，孩子接触、误吞的可能性大。所以家长在给孩子食品时要仔细检查食物，有干燥剂要及时扔掉。如果千防万防之下，孩子仍然不小心误吞了干燥剂，家长又无从判断是哪一种干燥剂，一定要及时带孩子去医院检查，而且在医生检查之前千万不要给孩子喝水、牛奶、饮料，凡是带水的都不可以。

当孩子因为异物而出现咳嗽，如果没有发生呛咳、呼吸困难、口唇青紫等窒息缺氧的症状时，家长不必过分紧张。对于危害很小的圆形小物体，无须设法使异物再吐出来，大多数情况会随着孩子排便而自动排出体外。如果这时强行刺激孩子吐出异物反而可能导致异物吸入气管而发生窒息，造成严重后果。如果是相对尖锐、危险的物体，家长千万不要自行操作，建议及时将孩子送去医院，请专业的医生进行治疗。

孩子急性咳嗽或慢性咳嗽发作时，家长应该如何应对

咳嗽是孩子呼吸系统疾病的一种常见症状，也是一种防御性反射运动，可以阻止异物吸入，防止支气管分泌物的积聚，清除痰液，避免呼吸道继发感染。上节已经说过，咳嗽不一定都是病，但是咳嗽有两大类型——急性咳嗽与慢性咳嗽，家长们一定要有所了解。只有如此才能在第一时间判断孩子是否需要马上就医，以免耽误孩子的病情。

急性咳嗽，需要立即就医

1. 因异物阻塞气管导致的咳嗽

孩子突发咳嗽，并伴有呼吸困难，不能排除有异物堵塞气管的情况，可导致孩子窒息，情况危急，应立即送往医院治疗。因为近年来，儿科诊断中发现吞食异物的孩子案例日益增多，在此有必要将吞食异物阻塞气管引发的咳嗽提出来，希望引起家长们重视。

2. 咳嗽伴有高热

孩子咳嗽，同时伴有高热，体温大于38℃，怕冷寒战，甚至出现抽搐时，要及时送孩子去医院检查治疗。因为某些传染性疾病及免疫性疾病的最初表现都类似于感冒咳嗽，但是与普通感冒咳嗽的区别在于孩子会出现高热，而

且随着病情的发展，症状将难以控制，出现特异性的反应，到那时再就医可能会耽误病情，甚至造成周围人感染，扩大传染源，不利于孩子病情恢复。

3. 咳嗽伴有哮喘症状

当孩子咳嗽伴有张口抬肩，呼吸费力，出现喘息，甚至不能平卧的时候，无论孩子咳嗽的轻重或时间的长短，都应该及时就诊，因为这可能是哮喘的先兆。有的孩子喘息的症状很明显，家长可以早期识别就医，但有一种咳嗽变异性哮喘，表现为持续咳嗽时间大于4周，常在夜间和（或）清晨发作，运动、遇冷空气后咳嗽加重，并没有喘息的特异性症状，经常被家长们当作慢性咳嗽而延误病情，在此特别提醒家长们，要仔细观察咳嗽的具体表现。

4. 不明原因的咳嗽，伴有严重的全身症状

孩子最初以咳嗽为主要表现，咳嗽不重，但伴有严重的全身症状，如呼吸浅促、面色青紫、心率增快、高热、周身皮疹、惊风、大小便失禁、呕吐及精神萎靡等不能被解释全身症状，应尽快入院综合检查治疗，切勿犹豫耽误病情。

慢性咳嗽，可以根据具体情况而定

慢性咳嗽是最近几年才提出来的，以前没有这个概念，我国成年人的慢性咳嗽诊疗指南是2005年制定的，儿童的慢性咳嗽诊疗指南是2007年制定的，2013年又根据我国儿童的具体情况重新进行了修订。儿童慢性咳嗽主要是指咳嗽持续时间超过4个星期，并且除了咳嗽之外，其他包括胸片检查方面又找不出具体的原因的非特异性咳嗽。如果这种咳嗽找到明确病因，就转为特异性咳嗽，按照特异性咳嗽的病因去治疗。这一点在医学上是没有什么分歧的。比如哮喘、支气管扩张、肺结核，还有肺部的肿瘤和畸形等，都属于特异性咳嗽，治疗起来一旦明确病因就很简单。我们这里讨论的慢性咳嗽，属于非特异性咳嗽，在这个范畴里面，进行鉴别诊断和治疗。

1. 由已知原因引发的咳嗽，可伴有发烧，但精神状态良好

很多原因都能引发咳嗽，明确咳嗽的原因可以判定咳嗽症状的轻重及预后的好坏。如果是单纯感冒或鼻炎引起的咳嗽，可以针对病因用药，观察咳嗽的情况，病因解除了，咳嗽自然也会痊愈，家长不必过度担心。在病因解除的过程中，咳嗽可能依然存在，并伴有发烧，但是孩子的精神状态比较好，随着病因消除，咳嗽也会慢慢改善，直到痊愈。

2. 紧张时或运动后的轻微咳嗽

孩子在神经兴奋的时候会出现毛细血管痉挛的情况，这也是孩子剧烈运动、心情激动时往往会出现咳嗽的原因。这种咳嗽一般不需要治疗，只要让孩子安静下来，平复心情，缓解血管痉挛，咳嗽就会消失。与此同时需要注意的是，在孩子咳嗽期间家长们不要让其进食或饮水，以免呛咳入肺，引起肺炎或窒息。

3. 胃食管反流性咳嗽

胃食管反流在婴幼儿期是一种生理现象，健康的婴儿一般 1 岁时会自然缓解。当引起症状和（或）伴有胃食管功能紊乱时就成为胃食管反流病，孩子可能会因饮食的刺激而出现阵发性咳嗽，多发生于夜间或饮食后，个别案例会引起喂养困难。此时家长们应该注意饮食的频率，关注孩子进食过程及进食后的反应，依据胃食管反流病治疗。如果没有饮食误吸、食管灼伤等意外情况，可在儿童门诊进行调理，直至病情缓解。

4. 心因性咳嗽

心因性咳嗽是指没有器质性病变，由心理因素引起的咳嗽。多见于年龄偏大，心智成长期间的孩子，这个年龄段的孩子有一定的独立思考能力，但心智还不够成熟，容易因为家庭及社会关系的影响导致心理问题，严重的心理问题则会导致心理障碍，从而引起躯体症状，有的孩子就表现为无诱因的咳嗽。这种类型的咳嗽与一般咳嗽的区别在于，咳嗽的出现常与情绪变化有

关，当孩子与他人发生矛盾或因为独处情绪低落时便会发作，而专注于某件事情或夜间休息时咳嗽就会消失；不能通过理化检查及影像学检查明确咳嗽的原因。对于这种类型的咳嗽，家长们要做的不在于治疗咳嗽本身，而是要给予孩子亲情上的关怀与关注，体会孩子内心的想法，减轻当下学业及生活上的压力，避免其向心理疾病的方向发展。

5. 药物诱发性咳嗽

临床上一些药物的应用有可能造成孩子咳嗽，比如治疗儿童高血压的血管紧张素转换酶抑制剂卡托普利，孩子在服药后通常表现为慢性持续性干咳，夜间或卧位时加重。如果家长们发现孩子的咳嗽可能与服用药物相关（检索药物副反应说明书，看是否存在咳嗽的相关说明），可停药 3~7 天自行观察，如果咳嗽明显减轻乃至消失，则可以判断为药物诱发性咳嗽，需要去医院咨询医生，看是否需要给孩子换药。

6. 耳源性咳嗽

研究表明，2%~4% 的孩子具有迷走神经耳支。当中耳发生病变时，比如中耳炎，迷走神经受到刺激就会引起慢性咳嗽。由于耳源性咳嗽临床比较少见，所以此处不多作介绍，仅供家长参考。

孩子反复咳嗽，在于肺失肃降

肺是人体的呼吸器官，也是人体的造血器官，位于胸腔，分为左右两个，左侧肺脏有两叶，右侧有三叶，一共五叶，覆盖于心脏之上。西医学中的肺是指肺脏，单纯的气体交换场所。中医学中所讲的肺则更为复杂一些，包括鼻、咽喉、肺、气管及支气管等，主气，司呼吸，具有宣发肃降、通调水道、朝百脉等功效，不仅包含了整个与肺脏相关的呼吸系统，还包含了部分消化系统、泌尿系统和循环系统的功能。其中，咽喉、鼻腔与肺脏相连，有"喉为肺之门户，鼻为肺之外窍"的说法，如果它们之间任何一个出现异常，一般都会导致肺脏疾病而引发咳嗽。

中医学认为，肺主呼吸之气，是气体交换的场所。通过肺的呼吸作用，人体不断地吸入清气，排出浊气，吐故纳新，实现人体与外界环境之间的气体交换，以维持人体的生命活动。肺主呼吸的功能，即是肺气的宣发与肃降作用在气体交换过程中的具体表现：肺气宣发，浊气得以呼出；肺气肃降，清气得以吸入。只有在肺气的宣发与肃降作用协调有序的情况下，孩子的呼吸才能均匀通畅。

如果肺气失宣或肺气失降，人体就会出现呼吸异常的表现。因为肺上通鼻窍，与自然界环境相通，容易受到外邪侵袭，加上肺叶娇嫩，不耐寒、热、燥、湿等邪气的侵袭，所以无论外感、内伤或其他脏腑病变，都可殃及孩子的肺，引发咳嗽。

除此之外，中医学认为肺主悲、忧，悲、忧都是人体正常的情绪变化或情感反映，由肺精、肺气所化生，是肺精、肺气生理功能的表现形式。孩子的情绪调控能力比较差，容易出现大哭、大闹等情况，导致悲、忧过度，肺精、肺气受损，引发肺气宣降运动失调，出现呼吸气短、免疫力低下等，使人体更容易遭受外邪的侵袭而间接引发咳嗽。这也是为什么孩子大哭、大闹后会伴随咳嗽的原因，一般等孩子心情平复之后，咳嗽也会随之消失。因此，家长不要觉得孩子小、不懂事就不会有情绪，从而忽略孩子的情绪。其实因为孩子自控能力弱，他们的情绪往往比成年人表现得更直接、更纯粹、更容易过度，对身体，尤其是肺系的损伤更大，需要家长及时介入，帮助孩子学会控制情绪。

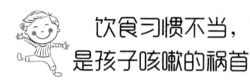

饮食习惯不当，
是孩子咳嗽的祸首

中医学认为，脾、肺对于孩子的咳嗽有影响。脾除了会使咳嗽带痰之外，对于咳嗽有什么样的影响呢？

首先，从经络及五行来说，脾与肺有母子关系。肺属金，脾属土，脾土能生肺金，因此可以说脾是肺的"母亲"，肺是脾的"儿子"。当脾胃出问题时，脾土不能生养肺金，就会导致肺气不足，皮毛不固，容易感受外邪而引发咳嗽。

其次，从气血方面来看，肺主呼吸之气，又主一身之气，而脾胃是气血生化的源泉。肺主一身之气是以脾胃为气血生化之源为前提的。脾胃升降是脏腑气机升降的枢纽。咳嗽时肺气上逆，会影响脾胃的升降功能。而脾胃升降功能失常，一方面会使肺的气机更加紊乱，另一方面脾土不能生肺金，就会使得肺的宣发肃降失常。这时孩子的咳嗽会越来越不容易康复，形成一种恶性循环。

因此，要想从根本上防治咳嗽，一定要先调理好脾胃的中焦之气，而脾胃的好坏，直接受到饮食的影响。孩子的脾胃较弱，而且一般对饮食的控制能力较差，所以更加容易导致脾胃失和，进而引发咳嗽。因此，下面所说的容易导致脾胃失和的不良饮食习惯，希望能够引起家长们的重视。

1. 吃饭不定时

我们的脾胃与大脑一样，是一个严格遵守"时间表"的器官，胃液的分泌在一天中存在生理性的高峰和低谷，以便于及时消化食物。当胃准备好要开始迎接食物的时候，胃酸和胃蛋白酶就会开始发挥作用，此时如果没有食物进到胃里来中和，胃酸就会消化胃黏膜本身，对胃黏膜造成损害。当胃黏膜受到破坏，就会进一步影响正常的消化功能，造成食物及水分难以被吸收，出现饮食的停滞，产生痰饮。所以，家长一定要保证孩子的一日三餐按时、规律，以免造成脾胃损伤。

2. 晚餐过饱

幼儿期的孩子一般一天饮食数次以保证营养的供给，但当孩子进入学龄期之后，就要遵照三餐的时间给予定时喂养，有的孩子在过渡期难以适应，或在学校午餐没有吃饱，导致晚餐摄入过多，均会对脾胃造成负担。古人说日出而作，日落而息，我们的脾胃也是如此，白天阳气充盛，脾胃动力十足，但到了晚上，阳气渐弱，脾胃的运化功能也随之下降，此时如果饮食过多，脾胃便不能负担，影响吸收，造成积食及痰饮。

3. 饮食有偏嗜

我们曾反复强调，甜腻、油腻的食物，属于脾胃难以消化的类型，对于孩子来说尤其如此。如果食入过多，就会过度消耗脾胃，使其受损。脾胃功能失调会使水湿停聚，内生为痰，上责肺部，阻塞气道，影响气机出入，出现咳嗽反复发作的症状。而这种甜腻、油腻的食物往往是孩子的"心头好"，家长如果不加以调整，使孩子养成这样的饮食习惯，不仅会造成咳嗽带痰的症状，还容易影响孩子生长发育，家长应足够重视。

4. 狼吞虎咽

食物进入胃后，需要经过贮纳、研磨、消化，将食物变成乳糜状后，才能到达小肠被吸收利用。因此家长帮助孩子养成细嚼慢咽的好习惯，能增加唾液的分泌，有利于食物被更好地消化吸收。如果咀嚼不细、狼吞虎咽，粗糙的食物会直接磨损胃黏膜，增加胃部负担，使食物在胃内的停留时间延长，久而久之容易造成胃部肌肉疲劳、胃动力下降，脾胃虚弱产生痰湿。

5. 饮食生冷

我们的内脏在体内保持着恒温状态正常运行，其中胃是一个对外界气候和温度很敏感的器官，当孩子的胃受到冷空气刺激或饮食生冷的食品后，胃部就会发生痉挛性收缩，特别是在夏天，外部温度很高，孩子不节制的吹空调或食用冷饮，导致寒邪直中脏腑，过低的温度使胃肠动力减弱，脾胃运化受阻，水分不能被散布而生痰湿，中焦气机逆乱而引发咳嗽。

6. 饮食前过度疲劳

中医学认为，脾主四肢肌肉，是指脾脏通过运化水谷精微物质给四肢肌肉提供营养，使人的肢体强健有力，相对来讲，如果过度从事体力运动，也会消耗脾脏之气；脾主思虑，忧思伤脾，过多的思考、悲伤及脑力劳动也会伤害脾胃功能，也就是说无论是体力运动还是脑力劳动，长期超负荷的学习都会导致脾胃疲劳过度，使其运化功能下降，从而引发痰湿。从现代医学的角度讲，人体的抵抗力下降会使胃黏膜的防御作用削弱，容易引起胃部供血不足，使分泌功能失调，而胃酸过多、黏液减少就会使胃黏膜受到损害。因此，建议家长帮助孩子养成饭前半小时不要过度疲劳的习惯，比如饭前半小时不玩刺激性游戏、不做剧烈运动、不进行高强度的学习等，使情绪、身体都处于放松状态。

如果孩子的饮食习惯存在以上问题，建议家长们尽早进行调理，帮助孩子养成良好的饮食习惯。尽量让孩子按时吃饭，三餐定量合理分配，以人体每天摄入的热量计算，早餐占三成，午餐占四成，晚餐占三成。切勿晚饭过饱或临睡前吃夜宵，不要给孩子过多的零食、冷饮及难以消化的肉食。在夏天来临的时候注意保护孩子的脾胃，避免寒冷的刺激。学习、锻炼有度，控制孩子脑力劳动与体育锻炼的时间，让孩子学会合理调节情绪。总之，家长要成为孩子的"生活指导"，给孩子科学、正确的导向，让孩子从根本上远离疾病。

不同证型的咳嗽，有不同的调理方法

孩子出现咳嗽症状后，家长首先要做的是带孩子去医院检查，把孩子交给专业的医生进行治疗。在此基础上，家长可以根据孩子的不同证型，利用饮食调理、按摩调理等不会对孩子造成危险的方法进行辅助治疗，帮助孩子尽快恢复健康。

中医学认为，小儿咳嗽多与实热、阴虚、气虚等相关，所以如果孩子属于这三种原因引发的咳嗽，则可以通过食疗、按摩等方法进行调理，对于孩子的恢复来说效果良好。

肺热引发的小儿咳嗽

肺热引发的小儿咳嗽一般称为肺热咳嗽，是由于肺内郁热、肺气失宣而导致的以咳嗽为主的一种症候，免疫力相对较低的孩子尤其容易"中招"。中医学认为，肺热咳嗽多是由于外邪侵袭肺部，蕴郁化热，或饮食不节、过食肥甘厚腻蕴积化热，火热上乘或孩子情绪不稳，容易导致肝经蕴热，进而引发肺内郁热，热蒸腾液体化为痰液，痰液进一步生热，导致肺失宣肃，咳嗽出现。临床上，孩子肺热咳嗽主要表现为反复咳嗽、咳黄痰，同时伴有口干、咽痛、便秘、尿赤、身热、喘息等症状。观察孩子的舌头可以发现，一般舌质偏红，苔薄黄或黄腻，口中少津液。家长帮助孩子调理肺热咳嗽可以从清泻肺火、宣肺平喘、化痰止咳等入手。

1. 食疗

孩子因肺热引发咳嗽，宜食辛凉或甘寒、苦寒之食物，如竹笋、西瓜、荸荠、甘蔗等。忌食厚味油腻，尤其忌食辛辣食品。以下两个更为有效的食疗方供家长参考。

（1）芦根粥。可以在清肺热的同时护胃气，有效缓解孩子肺热咳嗽及其相关症状。

做法：取鲜芦根100克，竹茹15克，粳米60克，姜2片。鲜芦根洗净，切段，竹茹洗净，两者一同放入锅中加水煎汤，去渣取汁；粳米淘洗干净。另起锅，放入药汁、粳米、姜片，酌情加适量水熬煮成粥即可。

（2）枇杷叶粥。有清肺、和胃、降气的功效，有效防治肺热咳嗽。

做法：取枇杷叶15克，粳米60克，冰糖适量。枇杷叶洗净，用布包包好，封口，放入锅中加水煎汤，去渣取汁；粳米淘洗干净。枇杷叶汁倒入锅中，加粳米，酌情加适量水熬煮成粥，加冰糖继续煮至冰糖溶化即可。

2. 顺运内八卦

以掌心内劳宫穴为中心，从掌心到中指根横纹处约2/3位置处作为半径，以此画一个圆，便是内八卦。内八卦是调理气机、调理肺脾两脏的要穴，可以宽胸理气、止咳化痰、消积导滞，还可以止吐止泻、清热发汗、平衡阴阳，在小儿推拿中是"消法"的代表穴位之一。《小儿按摩经》中有"运八卦，除胸肚膨闷，呕逆气吼意，饮食不进用之"的记载，很好地说明了运内八卦的功效。当孩子因为肺热引发咳嗽时，建议顺运内八卦。顺运内八卦性比较平和，善于除胸膈满闷、宽胸理气，能行能散、主升，亦可以止咳化痰，亦能消积导滞、催吐，还能够散热解肌。当孩子出现胸闷、咳嗽、有痰、喘促、哮喘、乳食停积、腹胀、厌食等病症时，家长可以顺运内八卦治疗。

操作：将孩子的掌心向上，家长一只手固定住孩子除拇指外的4指，并按压住"离"卦的位置，另一只手的食指、中指加持住孩子拇指，用拇指的罗纹面，沿顺时针方向，从"乾"卦运至"兑"卦。如此操作100~500次或1~5分钟。

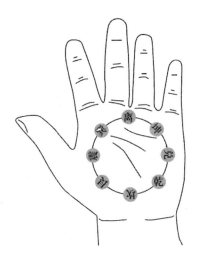

需要注意的是，家长顺运内八卦时，一定要按住孩子的"离"卦位置，负责容易扰动孩子的心火。而且最好选择孩子的左手进行操作，效果较好。

☼ 阴虚引发的小儿咳嗽

中医学认为，阴虚容易生内热，内热容易导致虚火上升，进而灼伤肺络，引发咳嗽。阴虚引发的小儿咳嗽以早晚咳为主要表现，即早上、夜间咳嗽加重。除此之外，还往往伴随自汗、盗汗、反复感冒等症状。

1. 食疗

孩子因为阴虚而引发咳嗽时，饮食宜甘淡，多吃一些水分多的蔬菜及微酸甘的瓜果，如雪梨、百合、蜜汁藕等。忌食燥热上火之食，如辛温热性的蔬菜及鱼肉助火之品。除此之外，以下两个搭配好的食疗方调理效果也非常不错，家长可以给孩子尝试。

（1）天冬粥。每天早起让孩子空腹服用，可以养肺、肾之阴，祛肺、肾之热。

做法：取天冬15~20克，粳米60克，冰糖适量。天冬、粳米分别洗净，天冬放入锅中加水煎汤，去渣取汁。另起锅，放入天冬汁、粳米，酌情加适量水熬煮成粥，加冰糖煮至溶化即可。

（2）银耳粥。日常佐餐给孩子常吃，不仅可以滋阴、润肺、补虚，还能促进儿童生长发育，提升抗病能力。

做法：取银耳25克，粳米100克，冰糖适量。银耳泡发，洗净，去蒂，撕成小朵；粳米淘洗干净。锅中倒入适量水，放入银耳煮至六成熟，加粳米一同熬煮成粥，加冰糖继续煮至冰糖溶化即可。

2. 按摩

按摩以逆运内八卦为主要方法。逆运内八卦主降气，可以平和气机、降气平喘，多用于缓解孩子痰、喘、呕吐等症状。逆运内八卦时，注意事项同顺运内八卦相同。

操作：将孩子的掌心向上，家长一只手固定住孩子除拇指外的4指，并按压住"离"卦的位置，另一只手的食指、中指加持住孩子拇指，用拇指的罗纹面，沿逆时针方向，从"兑"卦运至"乾"卦。如此操作100~500次或1~5分钟。

气虚引发的小儿咳嗽

孩子脾胃弱、饮食有伤容易导致脾胃运化不健，水谷精微不能上荣于肺，导致肺气亏损。肺气亏损后，肺的肃降功能会受到影响，孩子便会出现咳嗽、声音低、气短等症状。除此之外，因为肺气虚引发咳嗽的孩子还容易出现咳嗽吐痰、痰色清稀、饮食减少、面黄肌瘦、气怯神离等症状。

1. 食疗

孩子因为气虚引发咳嗽，宜食补肺补脾之气的食品，如山药、薏苡仁、牛肉、豆腐、红糖、花生等。忌食辛散、寒凉、硬固食品。

（1）豆腐煲。每晚睡前给孩子食用，连服1周。可以补中益气、清热润燥、生津止渴，对于调补肺气有效。

做法：取豆腐250克，红糖50克，姜5片。豆腐切块，放入锅中，加红糖、姜、水慢火煲1小时即可。

（2）花生红枣汤。每日1剂，早、晚分2次让孩子吃花生、枣，喝汤，可以起到扶正补虚、滋养调气的功效。

做法：取花生、红枣、蜂蜜各30克。花生、红枣洗净，放入锅中，加水煮至花生熟，关火，晾至温热时调入蜂蜜即可。

2. 按摩

孩子因为肺虚而咳嗽时，家长可以通过以下按摩方法来帮助孩子调补肺气，以达到从根本上防治孩子咳嗽的目的。其中天突穴在颈部，当前正中线上，胸骨上窝中央，有宽胸理气、通利气道、降痰宣肺的功效。膻中穴在胸部前正中线上，平第4肋间，两乳头连线之中点，有宽胸理气、清肺止喘的功效。风门穴位于背部，当第2胸椎棘突下，旁开1.5寸，有宣肺解表、益气固表的功效。肺俞穴位于背部，当第3胸椎棘突下，旁开1.5寸，有调肺和营、补劳清热的功效。

操作：先按前胸，再按后背。前胸取天突穴、膻中穴，天突穴、膻中穴各用拇指指腹按揉100~200次，之后用拇指指腹分推前胸肋骨100~200次；后背取风门、肺俞穴，用拇指指腹各按揉100~200次，之后用拇指指腹分推肩胛骨100~200次。

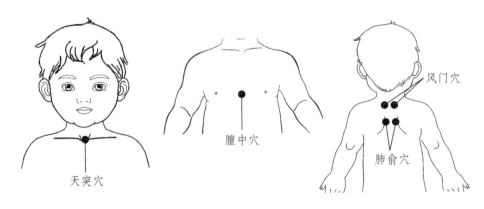

天突穴　　膻中穴　　风门穴　　肺俞穴

不同的咳嗽有不同的调理方法，为了避免孩子经常受到咳嗽侵袭，家长应该注重日常预防。即平时给孩子的饮食以高热量、低脂肪、易消化的清淡饮食为主，让孩子多吃富含维生素的新鲜蔬菜和水果，少吃辛辣刺激性及油腻食物，并且多喝水。保证孩子有足够的休息时间，学习、玩耍时间要适宜。衣服要宽松，不要穿得太薄也不要穿得太厚，根据季节随时帮助孩子增减衣物。保持室内通风和适当的温度、湿度，避免冷空气刺激及吸入烟雾等。鼓励孩子经常参加适当的体育活动，避免剧烈运动，改善体质，提高人体免疫力和对环境的适应力。

孩子咳嗽有痰，
找准根源巧治疗

很多家长都有这样的经验，孩子往往不是单纯的咳嗽，还会出现带痰的现象，所以本节我们全面讲述孩子咳嗽有痰的问题。

☀ 孩子咳嗽有痰，脾、肺都有"责任"

中医学认为："脾为生痰之源，肺为贮痰之器"，简单来说是痰液的产生与肺脾两脏皆有关联，脾脏失调生成痰液，然后储藏在肺脏之中，引发咳嗽有痰的症状。

脾胃乃后天之本，气血生化之源，其主要功能是主升清运化，即把人体吃进去的水谷（饮食）转化为人体所需的精微物质，并将精微物质转输至全身滋养内脏器官，另外对人体中的水液起到吸收、转输和布散的作用。由于孩子尚处于发育阶段，一般脾胃较弱，导致其本身运化功能弱或容易失调，此时如果孩子对饮食不加控制，比如食用过多或饮食偏嗜，很容易直接导致脾气受损，脾气亏虚，以至于脾胃不能生化水谷精微及水液，造成水湿停聚，痰液产生。

肺脏主一身之气的生成和运行，对全身气机有调节作用。肺有节律地呼吸，对全身之气的升降出入运动起着重要的调节作用。肺的呼吸均匀通畅，节律一致，和缓有度，则各脏腑经络之气升降出入运动通畅协调。如果肺的主气功能失常，不仅影响一身之气的生成，导致人体气机不足，使各脏腑经络之气的升降出入运动失调。当然也会影响到脾脏之气的运行，使脾对水液的运化散布功能不足，造成水湿内停凝结成痰。

总的来说，脾脏的运化功能失调是痰液形成的根本，肺脏的动力不足是促进其生成的条件。痰饮产生后，便容易聚集在肺脏之中，由于咳嗽的激发而表现出来，出现孩子咳痰的表现，所以咳嗽有痰，脾肺均须承担责任。

消痰，多样调理少用药

一般孩子咳嗽带痰，如果情况比较严重，医生会采取雾化治疗，帮助孩子排痰。如果有细菌感染，则会对症使用抗生素消除炎症。这属于医生治疗的范畴，家长在孩子咳嗽有痰时及时带孩子去医院治疗即可。在医生治疗的基础上，家长可以通过以下方法帮助孩子更快恢复健康。由于孩子咳嗽有痰与脾、肺有关，所以消痰也可以从调理脾、肺的方法入手。

1.饮食调理

孩子咳嗽有痰时，尽量让孩子吃清淡、易消化的食物，比如粥、面条、汤等，而且以温热为宜。不宜给孩子吃寒凉、肥甘厚腻、酸甜、海鲜等食物，以免加重痰咳症状。除此之外，以下搭配好的食疗方可以加速痰液排出，帮助孩子缓解咳嗽症状。

（1）山药糊。做好后晾至温热，在孩子空腹时让其食用，有健脾胃、补肺气的功效，从根本上提升孩子体质，防治咳嗽、咳痰、厌食、虚寒等症状。

做法：取山药1根。山药去皮，洗净，放入容器中碾成稀糊状，倒入锅中，加少许水大火煮沸，转小火，一边煮一边不停地搅动防止粘锅，直至煮至黏稠即可。

（2）银耳雪梨冰糖水。有益气清肠、和胃润肺、止咳化痰等功效，适用于风热咳痰的孩子食用。所谓风热咳痰，以痰黄、稠，不易咳出，伴有咽痛等为主要表现。

做法：雪梨1个，银耳半朵，冰糖适量。银耳放入温水中泡发，去蒂，洗净，撕成小朵；雪梨去皮，洗净，切小块。银耳放入锅中，加水大火煮沸，转小火煮至银耳黏稠，加雪梨、冰糖继续煮至冰糖溶化即可。

（3）萝卜蜂蜜水。代替部分饮用水给孩子饮用，可以起到祛风散寒、化痰止咳、温中和胃的功效，适用于风寒咳痰的孩子食用。所谓风寒咳痰，以痰白、稀、黏，伴有鼻塞、流涕为主要表现。

做法：白萝卜3大片，姜3片，红枣2枚，蜂蜜适量。白萝卜、姜、红枣放入锅中，加水大火煮沸，转小火煮20~30分钟，关火，晾至温热时调入蜂蜜，搅拌均匀即可。

2. 日常防治

在日常细节中给孩子更多的呵护，防治疾病的效果往往更好，而且可以帮助孩子尽快恢复健康，降低复发概率。

（1）补充足够的水分。孩子咳嗽有痰时，家长要多给孩子喝温热的白开水。充足的水分可以有效地帮助孩子稀释痰液，有利于痰液排出。如果孩子还在喝母乳，喂养妈妈也要多喝水，并少吃上火的食物，调理好自己的健康，以通过乳汁传给孩子，让孩子吸收更多的水分。

（2）保持房间通风。孩子咳嗽有痰的情况下，室内要注意通风，保持空气清新，温度控制在20~24℃，相对湿度控制在50%~60%。除此之外，家长不要吸烟，室内不要喷洒香水、除味剂等，以免因为刺激性气味让孩子的呼吸道不适，导致痰液更加无法顺利排出。

（3）穿衣适宜。孩子咳嗽有痰时，在适宜的室温下，衣服不要穿得太多，而且要保证宽松，尤其是不宜束缚胸部和腹部，以免影响孩子呼吸。

（4）给孩子拍痰。如果孩子自己咳痰咳不出来或者还不会自行咳痰，家长可以帮孩子拍痰，以免因为痰液无法排出而阻塞呼吸道，影响孩子正常呼吸。

操作：让孩子趴在自己的前臂上，家长把手扣起来呈空心状，沿着肺叶和支气管的走向，从下往上，从外往里有节奏的拍打。拍打时力度要在孩子承受范围内稍微重一些，太轻了没有效果。

孩子咳嗽可能发展为哮喘，家长要怎么办

哮喘是一种常见慢性呼吸道疾病，其发病率高，而且容易反复发作，严重影响儿童的生长发育及健康。不少孩子患了哮喘之后，由于治疗不及时或治疗不当容易导致肺脏功能受损，甚至完全丧失体力活动能力，最终发展为成年人哮喘，也会对今后的生活产生不良影响。有的孩子哮喘发作严重时，如果得不到及时、有效的治疗甚至会致命，所以家长一定要对哮喘有足够的重视。

不过很多时候，可能不是家长不重视哮喘，而是家长对于哮喘不了解，认为哮喘离孩子很遥远，其实事实并非如此。临床上有一种哮喘被称为"咳嗽变异性哮喘"，是一种以慢性咳嗽为主要或唯一临床表现的特殊类型哮喘。研究表明，哮喘患者中有5%~6%的人以持续性咳嗽为主要症状，此时往往被误诊为支气管炎，导致病情迁延难愈，而其中50%~80%的咳嗽变异性哮喘儿童可发展为典型哮喘病，从此成为困扰孩子健康成长的"难缠角色"。

从咳嗽到哮喘，家长有控制的余地

从咳嗽到哮喘，并不是转瞬发生的，而是有一定的过程。在这个过程中，如果家长们能够细心一些，便能及时阻止咳嗽发展为哮喘，为孩子的健康奠定基础。

1. 从咳嗽发展为哮喘的常见特征

一般情况下，当孩子的咳嗽具备以下特征时，家长就要提高警惕，及时带孩子去医院进行相关检查及治疗。

（1）孩子咳嗽时间长。孩子的咳嗽反复发作时间超过1个月。

（2）孩子咳嗽有特点。咳嗽时间固定，多发生在凌晨、夜间或就寝时，痰少，干咳。

（3）孩子咳嗽有特定原因。比如由季节更替时、运动后、遇到冷空气或接触刺激性气味等特定原因引起。

（4）常规用药无改善。常规应用治疗咳嗽的药物，但是两周之内症状无改善，而抗过敏及用支气管扩张剂有效。

2. 帮助孩子远离危险因素

哮喘发病的原因很多，可能与遗传基因、年龄、地理位置、气候、环境、室内装修、生活水平、饮食习惯等相关。孩子具体对哪种因素敏感，需要通过过敏原筛查加以明确。在今后的日常生活中，家长需要按照筛查结果对孩子的致敏因素采取"避、忌、替、移"的四字方针，以最大限度地保护孩子健康。

（1）感冒及时治疗。感冒长期不愈容易引发哮喘，所以家长要帮助孩子积极治疗和预防呼吸道感染。同时要尽量避免孩子受凉，寒冷天气尽量不要带孩子出门或者出门要做好防寒保暖工作，并戴口罩。

（2）日常生活中多注意。家中避免使用油漆、杀虫剂、香味过浓的洗漱用品；如果孩子太小，家长避免使用化妆品；不摆设毛绒玩具，不喂养猫、狗等宠物；孩子在家时尽量不要打扫卫生，避免灰尘对孩子造成刺激；孩子的床上用品及衣服宜选用全棉制品，并定期曝晒、清洗；尽量少让孩子食用小食品及冷饮。

☀ 当孩子的咳嗽已经发展为哮喘，以下方法帮助缓解

如果经过以上努力，家长仍然没有防止孩子的咳嗽变为哮喘，也不要灰心，可以通过以下方法最大限度地降低哮喘对孩子的影响，保证孩子的日常健康。

1. 药物治疗

（1）急性发作的家庭处理方法。当孩子出现胸闷、咳嗽、喘息等哮喘急性发作症状时，家长应先自己保持冷静，并尽可能地让孩子保持镇静，给小儿吸入迅速缓解气道痉挛的药物，如万托林或特布他林等，如果有好转，可每3~4小时重复一次。如果1小时内吸入3次，患儿的症状仍无好转，就应及时和医生取得联系，必要时送往医院治疗。在医院经过一周左右的治疗，大多数患儿可以得到缓解。

（2）常规药物控制。小儿哮喘所用的药物要由专业的医院，具有专业资质的医生根据小儿具体情况开具，家长不要自行给孩子用药；家长要配合医生给孩子用药，不要因为惧怕孩子服用激素类药物或长期用药有损身体健康而自行停药，因为激素类药物的足疗程使用是防治小儿哮喘的关键用药，所以家长要做的是遵医嘱，并按时带孩子去医院检查，看是否需要调整用药，而不是因为听信风险及副作用而擅自给孩子停药，以免延误病情，出现比副作用更危险的结果。

2. 饮食调理

孩子患有咳嗽，尤其是哮喘时，需要注意：饮食不宜过咸、过甜、过腻、过辣等，总体以清淡少刺激，多样且富有营养为宜；多吃海带、芝麻、花生、核桃、豆制品、绿叶蔬菜等富含镁、钙物质的食物，提高抗过敏能力；适当增加蛋类、牛奶、瘦肉、淡水鱼肉等的摄入量，以补充优质蛋白质，满足炎症修复及孩子的营养需求；多吃新鲜的水果、蔬菜，可以补充维生素，提升抗病能力的同时促进肺部炎症吸收；适当增加百合、银耳、柑橘、萝卜、

梨、藕、猕猴桃的摄入量，具有润肺化痰的作用；发作期间多补充水分，稀释痰液，加速排出等。除此之外，以下搭配好的 3 个食疗方，可以帮助家长更好地调理孩子的哮喘。

（1）芡实核桃粥。平时经常给孩子常食，可以补肾、纳气、定喘，对于表现为气喘乏力、动则息促气急、畏寒肢冷的哮喘尤其有效。

做法：取芡实、粳米各 40 克，核桃仁 10 克，红枣 2 枚。芡实、粳米淘洗干净，放入锅中，加红枣、适量水大火煮沸，加核桃仁，转小火熬煮成粥。

（2）莱菔子粳米粥。每日 2 次，让孩子温热服食。有下气定喘、健脾消食的功效，对于表现为痰多气急、食欲不振、腹胀不适的孩子尤其有效，适用于哮喘缓解期。

做法：取莱菔子 20 克，粳米 60 克。莱菔子用水洗净，加清水研磨，取汁约 100 毫升，倒入锅中，加入淘洗干净的粳米，再加入适量水熬煮成稀粥即可。

（3）丝瓜凤衣粳米粥。每日 1 次，让孩子趁热吃一些，有清热化痰、止咳平喘、调和脾胃的功效，对于孩子哮喘表现为呼吸急促，喉中有哮鸣声，咳嗽阵作，痰黄黏稠，心烦口渴的有效。

做法：取丝瓜 30 克，凤衣（鸡蛋膜）2 个，粳米 50 克，盐、麻油各适量。丝瓜去皮，洗净，切丁；粳米淘洗干净。锅中倒入适量水，放入鸡蛋膜、粳米大火煮沸，加丝瓜再次煮沸，转小火熬煮成粥，加盐、麻油调味即可。

3. 中医调护

孩子患哮喘的因素可能是多方面的，但是从中医角度来说，正气不足，抗邪力弱是根本原因。所以通过中医调护，达到健脾补肾、止咳定喘、理气祛痰、活血化瘀等功效，扶正固本，便能增强孩子的体质，提高抗病能力，减少哮喘的发作。以下两大方法，比较适合家长给孩子使用。

（1）日常穴位按摩。如果孩子患有哮喘，家长可以帮助孩子按摩膻中、肺俞、脾经这三个穴位。膻中穴位于前正中线上，两乳头连线的中点，具有止咳平喘的功效。肺俞穴位于第 3 胸椎棘突旁开 1.5 寸，可以调节肺功能，止咳化痰。脾经穴位于拇指罗纹面，具有健脾补血的功效。三者联合按摩可以帮助孩子补脾养气、止咳平喘，有效防治哮喘复发。

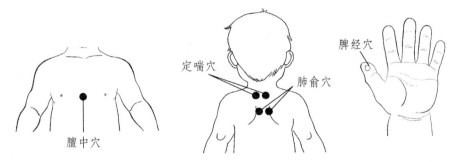

操作：①让孩子仰卧，家长用拇指指腹旋转按揉膻中穴 50 次，之后用双手拇指指腹自膻中穴向外分推 50 次，总体力度以孩子耐受为宜。②让孩子俯卧，双手拇指指腹同时按揉肺俞穴 2 分钟。③取孩子左手的脾经穴，用拇指指腹顺时针按揉 150~300 次。

（2）哮喘发病整体调理。在孩子哮喘发作期，除了遵医嘱用药之外，还可以通过按摩帮助孩子缓解病情。在急性发作期，可以帮助孩子按摩天突、膻中、肺俞穴。在缓解期可以按揉定喘、肺俞、肾俞穴。其中，天突穴在颈部，当前正中线上，胸骨上窝中央，有宽胸理气、通利气道、降痰宣肺的功效。定喘穴在背部，第 7 颈椎棘突下，旁开 0.5 寸处，有止咳平喘、通宣理肺的功效。肾俞穴在背部，第 2 腰椎棘突旁开 1.5 寸处，有益肾助阳、强腰利水、调理肾气的功效。三者合用可以帮助孩子整体平喘、祛痰，并强壮身体，降低复发概率。

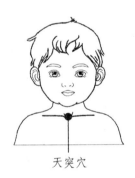

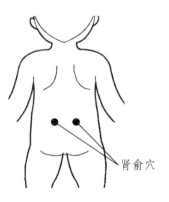

操作：①发作期间，先按照上面（1）中所说的方法按摩膻中、肺俞穴，再用拇指指腹按揉天突穴 50 次。②缓解期间，仍然按照上面（1）中的方法按

摩肺俞穴，之后用拇指指腹按揉两侧定喘穴50次，肾俞穴100次。

4. 日常防治

除了以上方法之外，日常防治对于咳嗽、哮喘来说也尤其重要。家长可以参考以下方法帮助孩子进行防治。

（1）合理穿衣，注意保暖。在季节交替、天气变化时，家长要及时给孩子增减衣物，尤其是秋冬天气寒凉时，要注意增添衣服，防寒保暖。孩子淋雨雪后要及时洗热水澡，更换衣服。孩子的衣服不宜过紧、过硬，最好以宽松、柔软的纯棉制品为宜。

（2）合理起居，注意卫生。孩子哮喘多在夜间发作，所以卧室一定要保持合适的温度与湿度，一般温度宜在20~24℃左右，湿度宜在50%~60%。在天气好的时候早晚开窗通风，注意保持室内空气流通。床上用品多用纯棉制品，少用丝绵、羽绒制品。除此之外，刚刚装修的卧室一定不要给孩子居住。

（3）合理锻炼，强健心肺。患有哮喘的孩子一般很少运动，因为家长怕运动可能诱发哮喘。其实散步、游泳等比较和缓的运动还是应该让孩子适当进行的，只有如此才能提升肺活量，提高身体免疫力，增强孩子对环境的适应能力，降低哮喘发作的概率。

（4）练习咯痰，加速痊愈。咳嗽、哮喘的孩子往往有痰，不及时咯痰容易导致危机发生，所以家长教会孩子咯痰对于保护孩子安全，加速哮喘痊愈是十分有必要的。不过需要注意的是，咳嗽时间不要太长，宜在早晨起床后或餐前半小时及睡前进行。

操作：让孩子取坐位或站立，身体向前倾斜，双手压在腹部，采用缩唇式呼吸方法（嘴唇半闭的呼吸方法，类似于吹口哨时的口型）做几次呼吸，之后深吸气，屏气，用力进行2次短而有力的咳嗽，将痰从肺部深处咳出，再恢复正常呼吸即可。

孩子咳嗽老不好，容易引发肺炎

肺炎是由病原体感染或吸入羊水及油类和过敏反应等所引起的肺部炎症，属于婴幼儿常见病，也是威胁婴幼儿健康及生命安全的常见原因。除此之外，儿童由于免疫功能尚未发育完全，呼吸道局部的免疫能力也明显弱于成年人，因此对于成年人来说微不足道的上呼吸道感染、咳嗽也很容易引发儿童肺炎。发现孩子有肺炎倾向后一定要及时送医院，以免因为得不到及时、有效的治疗而引发严重的并发症，如脓胸、肺大泡、心力衰竭、呼吸衰竭等而危及生命。

了解病因，识别肺炎

1.肺炎的常见病因

（1）病原体感染。这是临床上引起孩子肺炎最常见的原因，无论是细菌、病毒、支原体、衣原体，甚至是真菌，只要存在于呼吸道中，就可以引发肺炎的产生。孩子初始症状可能是感冒、咳嗽，后由于疾病的发展没有得到有效的控制或是孩子免疫力低下，导致炎症进入肺部，感染面积扩大。

（2）误吸。由于孩子饮食时哭闹或家长喂养行为不当，导致孩子将食物残渣、水或其他异物吸入了肺部，造成坠积性肺炎。

（3）过敏反应。少数孩子存在先天的过敏反应，对自然界或居家生活中的特定物品过敏，一旦接触即会产生呼吸道的高敏反应，引起气道痉挛从而诱发肺炎的产生。

2. 了解不同程度的肺炎

肺炎主要表现为发热、咳嗽、呼吸急促、呼吸困难等，通过判断主要表现的程度，可以帮助家长了解孩子肺炎程度的轻重，以便及时采取相应措施，帮助孩子缓解病情。

（1）轻度肺炎。孩子开始时因为频繁的刺激性干咳，随后咽喉部出现痰鸣音，咳嗽剧烈时可伴有呕吐、呛奶、发热、拒食、烦躁、喘憋等症状，除呼吸道症状外，孩子可伴有精神萎靡，烦躁不安，食欲不振，腹泻等全身症状。当孩子出现这些症状，需要家长送孩子去医院，进行检查治疗，回家后需要遵医嘱给孩子用药，并随时观察孩子的情况，清理呕吐物、痰，安抚孩子情绪等。

（2）重度肺炎。如果轻度肺炎家长没有发现、重视或者遵医嘱用药后症状仍然加重，那么除了轻度肺炎的症状之外，孩子还会出现高热，呼吸增快，心率增至160~200次/分、面色苍白、口周发绀、四肢水肿、烦躁、呕吐、腹泻、腹胀、嗜睡、昏睡，甚至昏迷、惊厥。家长必须高度警惕，立即带孩子就医。

关注护理，帮助孩子尽早康复

由于儿童肺炎比起成年人肺炎来说变化更快，风险更大，加上孩子抵抗力低于成年人，所以一旦发现孩子有感冒、咳嗽转为肺炎的征兆，家长不要犹豫、观察，及时送孩子去医院才是最佳方法。在孩子患有肺炎后，治疗一定要交给医生进行，家长所做的是日常护理，帮助孩子尽早康复。

1.给孩子创造一个良好的恢复环境

一个安静、舒适的环境能使患病的孩子更好地休息和睡眠，有利于病情恢复。所以孩子居住的卧室要阳光充足，通风良好且保持洁净。在清扫时，要湿抹湿扫，防止尘土飞扬，刺激孩子发炎的呼吸道而加重咳嗽。为保持空气流通，每天要开窗通风换气2~3次，每次20~30分钟，室内的温度、湿度比寻常室温、湿度有所调整，温度应保持在18~20℃，湿度应为55%~65%，以免孩子呼吸道干燥。

除此之外，在季节交替以及冬季、春季等肺炎易感的气候下，或者孩子正在患病期间，家长最好不要带孩子去公共场所、人员拥挤的地方；吸烟的家长在此期间要戒烟，或者去室外远离孩子的地方吸烟，不要让孩子闻到；在有时间、天气晴朗的时候多带孩子去郊区空气清新的地方走走，多晒晒太阳，对于提高孩子呼吸系统及抗病能力有益。

2.培养孩子良好的饮食及卫生习惯

平时要让孩子养成不挑食，不暴饮暴食，定时、定量、细嚼慢咽吃饭的饮食习惯。在孩子患病期间要摄入足够的水分，并且要让孩子多吃富含维生素的新鲜蔬菜和水果。如果孩子还在喝奶期，孩子因为肺炎而憋得厉害，吸奶困难，建议妈妈将奶挤出来，不用奶瓶，而用小勺慢慢喂孩子喝下。已经断奶的孩子，则以半流质、易消化且富有营养的饮食为主，比如稀饭、面条、片汤、鸡蛋汤等。与此同时，在孩子患肺炎期间，家长一定要避免孩子摄入辛辣、高糖、肥甘厚腻等食物，容易抑制杀菌作用，不利于疾病康复。

除此之外，家长要帮孩子养成良好的卫生习惯，比如饭前、便后要洗手；饭后漱口，早晚刷牙；每1~2天洗一次澡；衣服要每天换洗，尽量在阳光下晾晒等。这些如果孩子还不懂得或者没学会，家长一定要帮孩子把好关。

百日咳，一种特殊的小儿咳嗽

百日咳是一种由百日咳杆菌引起的急性呼吸道传染病，一般从发病到痊愈需经历2~3个月，大概100天，所以有百日咳之称。百日咳通过呼吸道飞沫传播，5岁以下的孩子易感性最高，如果不及时治疗容易引起肺炎、脑病等并发症。虽然自从我国广泛实施百日咳菌苗免疫接种后，百日咳的发生率已经大为减少，但是还是建议家长通过本节内容对百日咳有简单的了解，做到孩子一旦发病，及时就医，不要延误病情。并能通过简单的小方法帮助孩子调理百日咳。

百日咳可以分为三期：初咳期、痉咳期、恢复期。初咳期孩子的咳嗽似外感风寒，逐渐加剧，日轻夜重，鼻塞流涕，痰白而稀，舌苔薄白。痉咳期咳嗽频频阵发，孩子咳嗽时眼泪、鼻涕齐出，面红耳赤，咳嗽后有深长的鸡鸣样吸气声，痰液黏稠，舌苔微黄。恢复期孩子咳嗽减少，痰液变少或干咳无痰，气短乏力，潮热易出汗，舌头红。

除此之外，家长需要注意的是，百日咳具有传染性，潜伏期一般5~21天，在7~14天的时候传染性较强，潜伏期末到病后2~3周传染性最强，主要由呼吸道飞沫传播，所以家长要做好相关的消毒、防范工作。

孩子患百日咳后，家长要了解基本流程

1. 隔离

当家长们发现孩子出现了百日咳的类似症状或不能排除本病时，首先要做的就是接触隔离，尽快就医。此时的隔离有两层意思，一方面孩子目前身体虚弱，免疫力低下，应让孩子远离复杂污染的环境、减少亲友的探视，防止其感染其他疾病；另一方面，让生病的孩子远离其他的孩子或体质虚弱者，因为近年来青少年和成年人百日咳有增多趋势，成年人百日咳平均年龄在35岁左右，有典型症状与痉咳后呕吐，多数患者因无法识别仍可坚持工作。成年人虽无多大痛苦，但可作为传染源，威胁到身边的孩子。所以家长要做好患病孩子的隔离工作，防止其将病菌传染给别人，缩小传播范围。

2. 及时就医

百日咳属于呼吸系统的传染病，就医时可选择传染病科、儿科、呼吸科、急诊四个科室。建议家长们根据自己家所在的位置就近就医，只要是正规的医院都可以选择。在此要特别提醒各位家长，千万不要因为想找专家排队挂号而耽误病情，及时诊断及时干预对孩子来说最为重要。

3. 协助诊断

带孩子到了医院之后，家长们要尽可能地配合医生进行必要的检查，安抚孩子的情绪，使整个诊断治疗的流程更加顺畅。很多家长因为心疼自己的孩子，害怕医生给孩子过度检查或乱收费拒绝医生的诊疗要求，所以在此介绍一下百日咳诊断方法，以帮助家长们消除不必要的疑虑。百日咳属于呼吸系统的传染性疾病，是由一种叫作百日咳杆菌的细菌引起的，既然是细菌引起，首先就要查血常规，检查一下孩子的血液是否受到感染。一般患病的孩子在初咳期及痉咳期末血中白细胞计数会明显增高，可达（20~50）×10^9/L，分类中淋巴细胞占0.60~0.80，无幼稚细胞。如有继发感染时，则出现淋巴细胞相对减少。但这还不足以诊断，因为一般白细胞和淋巴细胞的变化只能

说明孩子感染了，并不能确定是什么病菌的感染，所以医生还会建议进行细菌培养和血清学的检查。另外如果孩子症状的特异性并不明显，为了排除其他的疾病或者查看病灶的发展程度，医生会根据情况要求拍胸片、胸部 CT 或其他检查以协助诊断。这都是必要的，为了孩子，家长们要配合好医生的工作。

4. 配合治疗

在医生通过一系列的检查最终确诊后，即进入治疗阶段。由于百日咳痉咳期孩子咳嗽比较严重，甚至容易引发窒息、惊厥、心脏骤停等风险，所以家长配合医生进行严格系统的治疗非常关键。

（1）控制传染源。对患儿进行隔离，对密切接触的易感者需检疫 21 天。

（2）一般疗法。呼吸道隔离，给孩子佩戴口罩，保持室内空气新鲜，避免一切可诱发痉咳的因素。此外，家长们要加强对孩子的护理及营养支持。当发现孩子出现窒息时应立即通知医生，进行人工呼吸及给氧，必要时用止痉排痰药物及吸痰手段，同时注意心率和血压。

（3）抗生素治疗。通常初咳期或痉咳期早期需常规使用抗生素治疗，可降低传染性，减轻症状并缩短病程，疗程不少于 10 天。在此需强调的是，根据孩子的具体情况选择住院治疗，获得医生全方位地看护。如无法住院，家长需严格按照医生的要求用药，药物使用需足疗程，家长不可因孩子的症状减轻而自行停药，否则可能造成并发症的产生而延长病程。

在专业医生治疗的情况下，以下验方帮助孩子尽快恢复健康

当孩子患有百日咳后，家长一定要带孩子去医院，找专业的医生进行治疗。与此同时，家长可以在专业医生治疗的情况下，通过食疗、外敷等不会影响治疗效果，又可以促进孩子早日痊愈的安全方法，进行辅助治疗，帮助孩子更快恢复健康。

1. 食疗法

（1）核桃仁梨糖汤。做好后每日 1 剂，分 3 次让孩子服完，一般连服 7~10 天可见效。

做法：取核桃仁 30 克，梨 1 个，冰糖适量。梨洗净，去皮、核，与核桃仁、冰糖共同捣烂，放入锅中，加水煮沸 15 分钟即可。

（2）梨蒸川贝。做好后让孩子吃梨，每日 1 个，连用 5~7 天。

做法：取川贝母 3 克，梨 1 个。将梨洗净，去皮、核，放入碗中，加川贝母，放入锅中隔水蒸熟，去川贝即可。

（3）川贝冰糖米汤饮。做好后每天早晚各 1 次给孩子服用。5 岁以下的孩子酌情减量。可以起到润肺、化痰、止咳的功效，在百日咳恢复期有很好地调养作用。

做法：取川贝母 15 克，米汤 500 克，冰糖适量。川贝母、米汤、冰糖放入碗中，隔水炖 15 分钟即可。

2. 外敷法

（1）冰硼散外敷。每晚 1 次，10 天为一个疗程，如果一个疗程后孩子症状没有改善，建议停用。

用法：取冰硼散 1~2 克，百部、黄连、连翘各 6 克。将各味分贝研为细末，混匀，2 岁以下小儿用 1.5 克，3 岁以上用 3 克，用适量鸡胆汁、米醋调为糊状，每晚睡前敷于孩子双手心、足心，外面盖上纱布，用胶布固定，次日晨起取下。

（2）蛇胆川贝散外敷。调好后每日换药 1 次，连用 5~7 天。

做法：取蛇胆川贝散 1~2 支，米醋适量。蛇胆川贝散加米醋，调匀如糊状，敷于双手心及肚脐处，用纱布覆盖，胶布固定。

如果孩子患了百日咳，以上方法供家长选择。除此之外，家长要做好百日咳的预防工作。目前国内已经普及百白破（百日咳、白喉、新生儿破伤风）

三联疫苗计划免疫，孩子出生后应该按时接种，对于最近 6 个月未接种过疫苗的 7 岁以下儿童与病患者密切接触应给予 1 剂加强免疫。家长及时帮助孩子做好接种工作，可以在很大程度上降低百日咳的发生。同时，当发现孩子与患有百日咳的孩子密切接触过，要及时带孩子去医院，告诉医生详细情况，医生会进行判断。一般这种情况下，医生会让孩子口服抗生素 10 天进行预防，根据孩子的不同情况，家长遵医嘱处理即可。

做好保护，防止孩子的季节性咳嗽

季节性咳嗽是以季节变化为特征的一种呼吸道疾病。正常的咳嗽是人体的一种保护性反射动作，而季节性咳嗽则是因为孩子可能存在过敏体质，接触到过敏源后引起的咳嗽。

季节性咳嗽的发作具有季节性，多见于春、秋两季且反复发作。发作时存在运动、遇到冷空气、过敏源或者病毒性感染等诱发因素。如果孩子属于敏感体质，便容易在这两个季节发病，同时可能伴有湿疹、荨麻疹、过敏性鼻炎等。

很多家长认为季节性咳嗽与天气相关，自己能干预的很少，其实不然。季节性咳嗽与孩子当时的身体状态也有很大关系。有一部分孩子天生是过敏体质，对于空气中的可吸入颗粒物质非常敏感，先天罹患此病。另外一部分孩子可能由其他病变转变而来，其中最常见病因是普通感冒，急性支气管炎、急性鼻窦炎、过敏性鼻炎、慢性支气管炎急性发作、支气管哮喘等也会诱发咳嗽。所以对于孩子易患季节性咳嗽，家长能做的事情还是很多的。

1. 预防咳嗽先防感冒

家长帮助孩子预防咳嗽中非常关键的一点是预防感冒，只要降低感冒的概率，就能在很大程度上降低孩子咳嗽的概率。因此家长平时要多带孩子锻炼身体，增强身体抗病能力；加强孩子的生活调理，居室环境要安静，经常开窗透气，保持室内空气清新，避免房间里充斥着油烟及烟味，引起或加重孩子咳嗽；在流感高发季节尽量少带或不带孩子到公共场所，减少孩子与咳嗽患者接触的机会。

2. 多补充水分来润肺

秋季气候干燥，家长要适当增加孩子的饮水量，要求孩子每日至少要比其他季节多喝 500 毫升以上的水。水以温开水、温牛奶、温米汤等温热的健康饮品为宜，可以让黏痰变得稀薄，缓解呼吸道黏膜的紧张状态，促进痰液排出。此外，家长也可以用加湿器增加室内湿度的方法，或者抱着孩子在充满水蒸气的浴室坐 5 分钟等方法来帮助孩子滋润肺部，平息咳嗽。

3. 适当调整孩子的饮食

在保证孩子正常饮食的基础上，适当增加秋梨、金橘、银耳、百合、枇杷等具有润肺作用的食物的摄入量。同时要减少鱼、虾、蟹等海鲜类食物的摄入量，因为腥味容易刺激呼吸道，鱼、虾容易引起蛋白质过敏，加重咳嗽。

4. 增减衣被

家长应根据当天的气温给孩子增减衣服，孩子玩闹出汗较多时要及时擦汗和更换干爽衣服，晚上温度低时，给孩子盖好被子，避免孩子因着凉引起感冒咳嗽。

5. 保证充足睡眠

研究表明，人体在睡眠时，全身肌肉松弛，对外界刺激反应降低，心跳、呼吸、排泄等活动减少，有利于各种器官机能恢复及疾病的康复。所以家长应设法让孩子多卧床休息，保证孩子充足的睡眠，以利于人体修复，增强抵抗力。

快速止咳的食物，推荐给家长了解

食物是人类赖以生存的物质条件，同时也是防治疾病的重要手段。对于正在生长发育期的孩子来说尤其重要。中医学认为，"药食同源"，食物与药物一样，具有温、热、寒、凉四种性质，可以调节人体阴阳；具有酸、苦、辛、甘、咸五种味道，可以调养五脏。现代研究表明，不同的食物富含的营养元素有所差别，不同的营养元素对于身体的益处也有所不同，所以吃对食物可以在一定程度上防治疾病并不夸张，对于孩子的咳嗽来说也是如此。

孩子出现咳嗽之后，家长首先要做的是辨清咳嗽的病因，排除需要去医院就诊的急症之后，可以考虑在给孩子用药的同时，食用一些清肺利咽的食疗之品，有效帮助孩子尽快缓解咳嗽症状。

1. 梨

梨味甘、微酸，性凉，入肺、胃经，具有生津、润燥、清热、化痰的作用。现代研究表明，梨中含有苹果酸、柠檬酸、维生素 B_1、维生素 B_2、维生素 C、胡萝卜素等，对于缓解孩子咳嗽，尤其是热病伤阴或阴虚所致的干咳、咳喘、痰黄、口渴等有效。由于梨性偏寒，多吃容易伤脾胃，所以尽量少给脾胃虚寒、畏冷食的孩子吃生梨，可以用川贝、冰糖或蜂蜜一起熬制给孩子食用，也可以放入冰糖、贝母粉蒸熟后食用，效果会更好。

2.荸荠

荸荠味甘，性寒，入肺、胃经，具有化湿祛痰、消食除胀、清热解毒、凉血生津、利尿通便的功效。现代研究表明，荸荠富含黏液质，在清肺热的同时可以补充营养，尤其适合肺热咳嗽，症状表现为咳嗽多痰、咽干喉痛的孩子食用。而且荸荠中含有抗菌成分荸荠英，对金黄色葡萄球菌、大肠杆菌及绿脓杆菌均有一定的抑制作用。除此之外，荸荠中富含磷，可以促进孩子身体发育，并促进体内的糖、脂肪、蛋白质三大物质的代谢，调节酸碱平衡，从根本上促进孩子身体健康。家长平时可以直接把荸荠蒸或煮熟给孩子食用，也可以与梨或核桃同蒸、煮后食用。不过荸荠性寒、利尿，脾胃虚寒、血虚、血瘀、遗尿的孩子尽量少吃。

3.枇杷

枇杷味甘、酸，性平，入肺、胃经，具有润肺、止咳、祛痰的功效。现代研究表明，枇杷富含果糖、维生素 A、B 族维生素、维生素 C 和钾、磷、铁、钙、胡萝卜素等多种营养元素，洗净后直接生吃可以润肺生津，与冰糖熬煮后食用可以缓解扁桃体炎引起的咽喉红肿、疼痛。除此之外，枇杷所含的有机酸可以刺激消化腺分泌，帮助消化，增进食欲，解渴润肺。所含的苦杏仁苷可以润肺、止咳、祛痰，防治各种原因导致的孩子咳嗽。不过给孩子食用枇杷时家长要注意，尚未成熟的枇杷不能食用，枇杷果核不要让孩子误食。

4.杏仁

杏仁味苦，性微温，有小毒，入肺经，具有止咳平喘、润肠通便的功效。现代研究表明，杏仁含有苦杏仁苷、蛋白质、胡萝卜素、B 族维生素、维生素 C、维生素 P、钙、磷、铁等营养成分，抗炎、镇痛、止咳效果好。家长可以将杏仁与核桃一同研磨成汁，煮沸后晾至温热让孩子服用，能滋养肺肾、止咳平喘，也可以与大米同煮成杏仁粥给孩子食用，能有效缓解咳嗽、气喘。

不过杏仁有南北之别,南杏仁也叫甜杏仁,微甜,这是区分南杏仁和北杏仁的一个方法。南杏仁偏于滋润,治肺虚肺燥的咳嗽。北杏仁善于降肺气平喘,治肺实的咳喘。家长可以根据孩子具体情况选择使用。另外,杏仁有小毒,经过炮制或煎煮可去除其毒性。除此之外,杏仁因为存在油脂,容易被细菌侵蚀,所以家长最好购买带壳的杏仁储存在密封容器中,以最大限度的保险,如果给孩子食用前,家长发现杏仁变色或闻到刺鼻、略苦的味道,提示杏仁可能变质,不宜再给孩子食用。

5.百合

百合味甘、微苦,性微寒,入心、肺经,具有养阴润肺、清心安神的功效。现代研究表明,百合富含钙、磷、铁、维生素 B_1、维生素 B_2、维生素 C 等,不仅可以帮助孩子防治阴虚久嗽、痰中带血、痈肿湿疮等,而且对病后体虚的孩子有非常好的调理作用,适合在天气干燥的冬天食用。家长可以将百合瓣开、洗净,加白糖上锅隔水蒸熟给孩子食用,也可以与粳米一同熬煮成粥给孩子食用,均有养阴清热、补益五脏、润肺止咳等作用。不过家长在烹制百合时一定要确定百合全熟才能给孩子食用。除此之外,孩子患有风寒型咳嗽、饮食寒凉导致腹泻的情况下不宜食用百合。

6.白萝卜

白萝卜味甘、辛,性凉,入肺、胃、大肠经,具有止咳化痰、消炎、促消化等功效。现代研究表明,白萝卜中含有芥子油、淀粉酶、粗纤维、维生素 C、莱菔苷等,可以有效缓解孩子的痰壅喘咳、饮食停滞、脘腹胀痛等。家长可以将白萝卜切成小丁,放入干燥、干净的容器中,加蜂蜜盖紧,放入冰箱中浸渍 3 天,待渗出的水分与蜂蜜混合后,放入冰箱中保存,每次舀出 1~2 汤匙加温开水冲泡,让孩子饮用即可,止咳效果非常好。不过需要注意的是,白萝卜性寒且易产气,所以脾胃虚寒、体质虚弱、患有胃溃疡的孩子不宜多食。

7. 冬瓜

冬瓜味甘、淡，性寒，入肺、大肠、小肠、膀胱经，具有化痰、清热、利水、消肿的功效。现代研究表明，冬瓜富含抗坏血酸、硫胺素、核黄素、烟酸、谷氨酸、天冬氨酸、维生素 B_1 和钾、钠、钙、铁、锌、铜、磷、硒等，是典型的高钾低钠型蔬菜，对于防治孩子风热咳嗽和肺热咳嗽有良好效果。家长可以用洗净的冬瓜，连皮带肉切块，放入锅中加水给孩子煮水饮用，也可以将冬瓜与银耳一同炒制给孩子食用，都能起到化痰润肺、清热止咳的作用。

8. 蜂蜜

蜂蜜味甘，性平，入脾、肺、大肠经，具有润肺、滋阴、解毒等功效。现代研究表明，蜂蜜中富含葡萄糖、果糖、无机盐、有机酸和多种微量元素，容易被人体吸收，常用于防治肺燥咳嗽。如果孩子有肺燥咳嗽，家长可以在孩子每天早晨起床后，取 1~2 汤匙蜂蜜，用温凉水冲开，让孩子空腹饮用，清凉润肺的效果好。也可以取一个干净、干燥的玻璃容器，将用盐搓洗干净的柠檬切片，一片柠檬一层蜂蜜的放入玻璃瓶中，铺完所有柠檬后用蜂蜜封顶，用勺子压紧后盖盖，放入冰箱中冷藏 5~7 天，之后用温凉水给孩子冲调饮用即可，祛痰、止咳的功效会更好。不过需要注意的是，个别孩子对蜂蜜过敏，家长要在确定孩子不过敏的情况下给孩子食用。同时建议家长去正规药店、大型超市或蜂蜜产品专卖店选购有质量保障的蜂蜜，以免买到劣质蜂蜜降低效果，甚至影响孩子健康。除此之外，每天给孩子服用蜂蜜的量以 2 汤匙左右为宜，不要给孩子服用太多，过犹不及。

清洁、舒适的起居环境，可以降低咳嗽的概率

粉尘、细菌，有可能只是一个角落的不干净，就有可能影响孩子的健康，引发呼吸系统疾病，尤其是咳嗽的发生。所以在每个有孩子的家庭里，为了孩子能健康成长，家长们都应竭尽所能地营造一个既舒适又清洁的环境。不过在清洁的过程中，家长还要有所侧重，以便于更好地为孩子打造清洁、舒适的起居环境。

有孩子的家庭，清洁要全面且有重点

在常规家庭清洁的基础上，有孩子的家庭还要注重清洁孩子的重点活动区域和直接接触的物品，但也有一些孩子不常出入的环境，容易成为清洁时的遗漏"对象"，而造成细菌滋生，影响孩子健康，尤其是呼吸系统健康，引发咳嗽、哮喘等，所以有孩子的家庭，清洁起来要全面且有重点，为孩子打造良好的起居环境。

1. 孩子的卧室

孩子免疫力差，很容易感染病菌和散播病菌，所以孩子的房间应该至少每周彻底清扫一次，用抗菌纸巾或消毒喷雾将房间的地面及墙角处擦干净。电脑键盘、桌面和电话机是病菌繁殖的温床，尤其是孩子一边作业一边吃东

西的话，更易接触病菌。桌面、电话机要常擦拭，键盘要常常摇晃一下键盘或用吸尘器把里边的脏东西铲除，然后用纸巾擦拭消毒，或在键盘上套个护盖，护盖也要保持清洁。孩子床上一切布料用品每周最少清洁一次，洗后要在阳光下晒干，而且不同的床上用品要分开清洗。食物和零食不要拿进卧房，坠落的碎屑会引来霉菌和细菌。假如家里有婴儿，换尿布区、婴儿床的护栏和塑胶玩具一定要每天整理洁净，喷上消毒剂等待 30 秒后，再用湿纸巾或干净的湿抹布擦拭干净。

2. 客厅

客厅是孩子使用频率第二高的区域，由于是家长和孩子共用的生活区，家长从外面环境带入的细菌容易传播给孩子，所以对于家长经常触碰的地方，如电话机、桌面、电灯开关、电视遥控器等应每天擦拭，每周彻底清洁。电视屏幕、灯具等每周要清洁一次。地面、角落要每天清扫一次。尤其要注意家里铺的地毯，最好用吸尘器完全吸干净，并每周或每两周晾晒一次。

3. 厨房

现在很多家庭都有独立的餐厅，孩子也不会经常进入厨房活动，但厨房却是清洁的重点，因为它是我们烹饪食物的地方，而食物的清洁直接影响孩子的健康。据统计，厨房的水槽是家里病菌第二多的地区，生肉和其他食物上的细菌会在水槽进行繁殖，因而需要每天用抑菌清洁剂用力把水槽擦拭洁净。在厨房料理食物后，要把流理台清洗干净，家长可以先用热肥皂水清洁掉一切看得见的油污和污垢，然后用专用的厨房清洁剂完成消毒，最后让它风干。不要把衣服、包、手机等其他与食材、调料无关的东西放在流理台上面，尽量使流理台保持无菌状况。除此之外，冰箱是储存食物的地方，虽然有保险、冷冻功能，细菌不易滋生，但是每隔几个月也要清洁一次。可以断电后，清掉所有的食材，用水与白醋的混合液擦拭冰箱内部和门上的缝隙等，然后给冰箱通风几个小时，再插电重新使用即可。

4.洗手间

洗手间是最应该保持干净，但是却最容易脏的地方。建议制作一瓶万用浴室清洁剂，用两大汤匙的洗洁精、两大汤匙的氨水和1公升的温水混合后，用来洗浴缸、洗脸槽、地板和淋浴间，再用清水冲刷干净。洗脸槽或浴缸里的污渍可用小苏打膏去掉。每次淋浴完，用橡皮清洁刷把墙壁刷一刷，以防霉菌繁殖。冲马桶时盖上盖子，以免排泄物和病菌散开充满整间浴厕，乃至污染到牙刷，并且马桶每周都倒入马桶清洁剂刷洗一遍，可有效减少病菌污染。除此之外，马桶盖、坐垫、马桶外壁也要同时清洗干净。

☼ 清洁工具，也要清洗干净

1.厨房用的清洁布

家里病菌最多的地方就是厨房用的清洁布，无论是海绵、棉布，还是特殊材质制成的其他清洁用品。我们每天用它们来清洁餐具、流理台、洗碗槽，虽然每一种都会分开用，尤其是洗碗布，因为是用来跟我们的餐具接触，而且每天至少三次用它清洗餐具，会有一种它最干净的感觉，其实这种想法是不对的。因为很多家长通常在清洁过后并不会单独再洗一遍清洁布、在阳台上晒干，而是直接搭在洗碗槽旁边让它自然阴干，这样潮湿的环境容易滋生细菌，此时再用它们来清洁餐具、流理台、洗碗槽等，无异于造成更多地细菌传播。建议有替换的清洁布，每次用完一块都清洗干净，放在阳台上晒干，或者清洗干净后放在微波炉中加热两分钟，把附着在上面的大肠杆菌和沙门氏菌杀死。如果使用时间过长，已经出现变色的清洁布，及时更换新的。

2.毛巾、浴巾

孩子的毛巾、浴巾要分开清洗，同时也要与家长的毛巾、浴巾分开清洗。先将脏毛巾或者脏浴巾浸湿，倒入洗衣液，用手搓洗干净，然后用清水洗净，拧干。放入单独用来煮毛巾、浴巾的锅具中，倒入开水、盐大火煮沸，转小火煮15分钟，之后捞出用凉水冲洗干净，拧干，放在有阳光且通风良好的地方晒干即可。

3. 洗衣机

放入洗衣机的脏衣服一般都带有很多细菌与病毒，它们会间接污染洗衣机，并再次污染接下来要洗的衣服，造成"恶性循环"。因此洗衣机要常保洁净，有必要常常清洁。现在超市里有专用的洗衣机清洗剂，能够有效去除洗衣机中的各种细菌，使用也比较简便：只需打开"洗涤剂添加盒"，把混合好的除垢剂溶液从洗涤剂添加盒倒入，按下洗衣机电源开关，将程序设定至"洗衣程序"使其洗衣筒旋转；待除垢液从排水管排出，如此反复多次直至除垢清理完毕。如果担心清洁液对皮肤的影响或买不到专业的清洗剂，也可以用食醋、消毒液等具有杀菌消毒功效的清洁剂来代替，方法如上，效果一样明显。这样的清洁频率主要根据洗衣机的使用频率决定，每月一次是必要的。另外如果衣服的材质允许，使用可接受的最高温度来洗衣与烘衣可最大限度地杀灭一些病菌。

4. 马桶刷

马桶刷是最容易接触细菌、病菌的清洁工具，每次用它刷完马桶后，不要用水一冲就放在一边，最好倒一些消毒液在上面，然后煮一壶开水，用开水冲洗干净，放在外边晾干后再收入洗手间。

如果孩子或家人得了传染病，要这样清洁

孩子的抵抗力一般比成人低，尤其是与外界接触的呼吸系统容易受到粉尘、细菌、病毒地侵袭，在流行性传染病暴发期间尤其如此。所以如果孩子或家人患了流行性传染病，在日常清洁、消毒的基础上，还要根据传染病护理要求进行高级别的清洁工作，保持室内空气新鲜，养成良好的个人卫生习

惯，做好全天观察等，全方位清洁环境及个人，保护孩子健康。

1. 呼吸道传染病

流行性感冒、水痘、病毒性腮腺炎等呼吸道传染病发生后，家长在家庭基础清洁的基础上还要加强消毒，每天保证开窗通风 3 小时，保持空气清新的同时加大阳光中紫外线的照射，无形之中达到消毒的目的；使用药物对空气消毒，使用药物后全家人可以暂时离开家里，关闭门窗，约 2 小时左右再回去，开窗通风，等房间内味道散去后再带孩子回家；孩子的玩具、图书、经常接触的小物件，要及时擦拭并放到阳光下通过日晒消毒；被单、衣物必要时通过煮沸或者使用消毒剂浸泡进行消毒。

2. 消化道传染病

肝炎、痢疾等消化道传染病发生后，家长要把被褥放在阳光下晾晒 6 小时，而且过程中要翻晒，两面各晒 3 小时为好；餐具、水杯、毛巾、衣物等通过煮沸或者使用消毒剂浸泡进行消毒；脸盆、马桶等使用后用消毒剂、漂白粉澄清液浸泡，之后用干净的水冲洗干净；病人的呕吐物或者排泄物及时处理，所沾染的物品全部进行消毒处理。

3. 其他注意事项

患病的无论是孩子还是家人，都要及时隔离，并去医院进行针对性检查、治疗；治疗期间家中要保持空气新鲜，每天用紫外线灯消毒、杀菌，做好地面、餐桌、餐具、毛巾等的消毒工作，饭前、便后要洗手液洗手并用流动水冲洗干净，消灭蚊、蝇、老鼠等传染病的媒介；传染病治愈后，对室内所接触到的场所、器具进行彻底地消毒处理，比如用紫外线灯照射 30 分钟以上，或者关闭门窗，喷洒消毒剂"闷" 2 小时以上，对接触的所有东西，能擦的擦拭干净，能洗的洗干净并放在阳光下晒干等。

☀ 其他两大注意事项，家长要有所了解

1. 养宠物对孩子起居卫生的影响

很多家庭因为要迎接孩子的诞生而选择将饲养的宠物送人，这是无可厚非的，但是如果直接选择遗弃，则是完全没有必要的。因为家长只要能认真科学地做好清洁工作，宠物和孩子是可以和谐共处的。

首先，家长必须给宠物做好全面的免疫工作，使人畜共患类疾病得以杜绝。其次要经常清洗宠物及其活动的场所，防止细菌滋生与传播。建议使用消毒液，定期对需要表面喷洒、冲洗、可浸泡的物品进行消毒，每次整体消毒后，需要通风2小时，人和宠物才可以进入。再次，不要让孩子直接或间接与宠物的排泄物及唾液接触，包括家长收集宠物粪便的工具、宠物的窝、梳子、清洗毛巾及玩具等，因为孩子手接触后可能会触摸口鼻位置，造成细菌感染，也不要让孩子和宠物过于亲密的接触，要教会孩子相应的防范意识。切忌不要用84消毒液消毒宠物用品，因其含有氯化合物，长期强烈的气味会刺激孩子和宠物的呼吸道黏膜，对孩子和宠物都造成伤害，严重者甚至会形成慢性鼻炎。

2. 不要过度清洁

有些家长在孩子出生之后，非常注重家庭清洁，甚至有时会对家庭环境采取"无菌原则"，极力消灭家里每一个角落可能存在的细菌。带孩子外出时，手边也备着各种各样的消毒剂，喷的、擦的、涂的一应俱全，一旦孩子碰到一点脏东西，就马上拿出消毒湿纸巾来擦，力求让孩子生活在一个"无菌"的温室中。其实，清洁是可以的，但是过度清洁，反而对孩子健康不利。

孩子出生后的半年内只有由母体带来的抗体，对外界的适应免疫力较低，此时家长对孩子格外呵护是可以的。但是随着孩子的生长发育，孩子本身的免疫系统开始构建，在这个过程中，如果家长还采取"无菌原则"的养护方式，会降低免疫细胞与外界细菌、病毒和微生物等的刺激，进而降低孩子的

有效反应、识别机制和抵抗能力。简单来说，就是万事万物都是矛盾存在的，在家长的过分呵护下，孩子体内的免疫细胞得不到与病菌、病毒等威胁身体健康的物质"过招"的机会，便无法锻炼出强大的免疫力，导致孩子比一般孩子更容易生病。

此外，在家长的过度清洁中，必然少不了使用一些消毒剂，消毒剂中含有化学成分，比如次氯酸钠在氧化杀菌的过程中可产生刺激性的味道，直接接触皮肤也有一定的刺激性，长期使用会有残留，增大孩子患上过敏、哮喘、咳嗽的风险。因此像消毒水这种清洁力强又有刺激性气味的清洁剂，主要用于家里厨房、地板等污物的清洁，使用频率1~2周一次，且擦拭后一定要用清水清洗，再开窗通风，将化学物质散去。对于孩子的个人用品，宠物直接接触用品及家具等常规生活用品，不建议用消毒剂进行消毒。

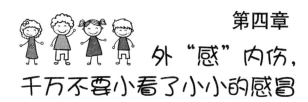

第四章
外"感"内伤，
千万不要小看了小小的感冒

　　换季的时候、乍暖还寒的时候、流感高发的时候……好像一年四季，孩子都在感冒的"威胁"中。虽然感冒很常见，而且一直被认为是很小的疾病，但是对于娇弱的孩子来说，任何小病都不容忽视，感冒也是如此。

防治孩子感冒，
了解病因事半功倍

感冒是孩子的常见病和多发病，而且容易反复。这是因为孩子的免疫系统正在发育，尚未完善，难以抵抗病毒的侵袭。

研究表明，感冒病毒种类繁多，可能导致感冒的病毒多达 200 种以上，每次感冒只能对其中一种病毒形成免疫。因此，感冒无论是对成人还是孩子来说，都是无法避免的一种病症。一般情况下，以下四种因素最容易导致孩子感冒。

1. 接触传染

在孩子的成长过程中，他们要探索很多事物，通过触摸、感受等认知新的事物，所以孩子容易在接触过程中沾染某种感冒病毒。如果此时孩子把手指头伸进嘴里、鼻孔里，或者用手揉眼睛等，感冒病毒便会借此入侵人体。

2. 空气干燥

家长可能发现，在秋冬季节孩子更容易感冒，这是因为冷空气和室内的暖气都会造成空气干燥，进而导致孩子鼻黏膜发干，降低其抵抗病毒的能力，让感冒病毒有机可乘。而且在寒冷的天气里，孩子在室内待的时间更长，环境相对封闭的情况下，感冒病毒更容易在人群中传播。

3. 穿衣不当

当天气变凉时，怕孩子感冒，家长一般都会给孩子增添衣物。但是有的家长可能会发现，给孩子的保暖衣物加了不少，孩子是绝对不会受凉的，为什么孩子依然感冒了呢？专家研究表明，孩子穿得过暖容易增加出汗量，当孩子出汗后汗液需要及时消散，人体才能保持干燥。可是因为家长给孩子穿了过多的衣物，阻挡了汗液的蒸发，以至于汗液黏在身上排不出去，把身体于衣物之间的暖空气层挤掉了，成为孩子感冒、发烧的诱因。所以家长根据天气给孩子增减衣物时，要注意适度，以薄厚适中、宽松的衣物为宜。如果孩子出汗，要及时擦干，并更换干燥的衣物。

4. 脾胃虚弱

中医学认为，孩子易感冒与其脾胃虚弱密切相关。在中医学理论中，人体阴阳之气、五脏六腑相调和，才能抵抗病邪，拥有健康的身体，但是孩子往往脾胃虚弱。当孩子脾胃虚弱时，饮食得不到及时、有效的消化、吸收，无法转变为人体需要的营养物质，孩子的抵抗力就会随之下降。当季节变化、接触流感病毒后，孩子便容易"中招"。

孩子感冒反反复复，调理脾胃是根本

许多孩子一到换季或者气温稍有波动就会着凉、感冒，成为医院的常客，而且打针吃药也不见显著的效果，有的孩子感冒持续时间甚至超过 3 周。家长为此很是焦虑、头疼。

反复感冒，在医学上称为"反复呼吸道感染"，是指孩子在一年之内，发生上呼吸道或下呼吸道感染较为频繁，超过一定次数的临床综合征。反复感冒的现象在孩子 6 个月至 3 岁之间比较常见，一般春夏秋冬四季都有可能患病，但是多发生在秋冬、冬春季节交替时，或者是温度骤降等气候变化的时候。随着年龄的增加，孩子感冒的次数会有所减少。一般情况下，0~2 岁的孩子每年感冒次数超过 12 次，2~5 岁的孩子每年感冒次数超过 10 次，5~14 岁的孩子每年感冒次数超过 9 次，都可以判定为反复感冒。

有些家长认为孩子感冒是小事，不用太重视，过两天就好了。事实上，反复感冒非常不利于孩子生长发育，如果不注意治疗、调理的话，容易诱发肺炎、哮喘、肾病、心肌炎等疾病，严重影响孩子的身体健康。因此，家长要留意孩子的身体状况，找出孩子反复感冒的病根，对症治疗。

孩子反复感冒，与脾胃虚弱有关

中医学将孩子反复感冒归纳为"体虚感冒""虚人感冒"的范畴，认为病因在于"正虚邪伏，遇感乃发"。也就是说，如果孩子体质较为虚弱，正气不足，就不能抵抗风、寒等外邪的侵袭，也很难将侵入体内的邪毒清理出去，使邪气蛰伏体内，一旦受凉或疲劳，新入侵的外邪加上体内留藏的内邪全面爆发，导致反复感冒，病情延绵难以痊愈。而孩子体质虚弱、正气不足的根本在于脾胃虚弱。脾胃为后天之本，是气血生化之源，脾胃健康，则气血旺盛，人体的抵抗力也会提升。如果脾胃虚弱，则是动摇了人体的后天之本，抵抗力、免疫力就会下降，疾病也就随之而来。中医学中有"内伤脾胃，百病由生"的说法，意思是脾胃亏虚，运化功能失调，容易导致肺虚卫弱，在这种情况下，只要气候稍有变化，孩子就容易受到外邪入侵而导致反复感冒或感冒后缠绵难愈。所以，要想减少孩子感冒次数，缩短孩子感冒病程，家长要重视孩子脾胃的呵护。

帮助孩子养脾胃，家长首先要知道的事

随着生活水平的不断提高，现在的孩子多是想吃什么就吃什么，有些家长怕孩子饿着，便由着孩子暴饮暴食，也有些家长放纵孩子吃零食、冷饮，时间一长，孩子的脾胃运化功能减弱，百病丛生。

《万氏家藏育婴秘诀》说："小儿无知，见物即爱，岂能节之？节之者，父母也。父母不知，纵其所欲，如甜腻粑饼、瓜果生冷之类，无不与之，任其无度，以致生疾。虽曰爱之，其实害之。"这段话说得很清楚，孩子不知道满足，看到什么就想要什么，本身不知道节制，如果父母也纵容、惯养，这样对孩子的健康非常不利。

孩子的脏腑娇嫩，尚未发育完全，尤其是脾胃的功能与成年人相比较为薄弱，若是无节制的饮食，肯定会出现积食、腹胀等情况。大多数孩子最喜欢吃糖果、饮料等甜食，如果家长纵容孩子过量食用，就会阻碍气机运行，影响脾胃的运化功能，使运化功能减弱，从而引发各种问题。还有些孩子喜

欢吃肉，甚至无肉不欢，家长也由着孩子任意食用，除了导致积食、偏食、肥胖外，还会因营养不均衡而出现各种疾病。所以说，孩子脾胃虚弱，多半是父母惯出来的。因此，为了帮助孩子调养脾胃，家长要做到以下注意事项。

1. 规范孩子的饮食习惯

家长要养成孩子规律的饮食习惯，过饥、过饱都不行。饮食习惯是需要从小就开始培养的，有些孩子吃饭的时候不好好吃，饥一顿饱一顿。还有的家庭因为父母工作繁忙，不能保证孩子的三餐，给孩子零钱让孩子自己去买吃的，那么这种情况下，孩子没有自控能力，可能为了一个玩具，或者为了零食就不吃正餐了，时间久了肯定会导致脾胃虚弱。所以，家长最好能安排出一些时间，保证孩子一日三餐准时进食，规律饮食。

2. 保证孩子饮食的合理搭配

很多孩子都有挑食、偏食的习惯，最常见的就是嗜食肥甘厚味。烧烤、油炸等食物，在保证干净卫生的情况下可以让孩子适当吃一些，但不能因为孩子爱吃肉、爱吃油炸的东西就任其每餐吃。一定要保证荤素搭配，主食和配餐合理搭配，这样才能够让孩子营养均衡，不影响脾胃的正常运化。

3. 严格控制孩子的零食摄入量

现在家长很多都忙于工作，有些孩子跟着爷爷、奶奶或者姥姥、姥爷一起生活，虽然三餐是有人照顾，但是老人容易溺爱孩子，无限制地满足孩子对零食的要求。孩子缺乏自制力，零食的口味多种多样，吃起来没完，等到吃正餐的时候就吃不进去了；另外一个方面是，孩子喜欢吃的零食常存在食品安全问题，如果因为食品卫生问题导致疾病的发生就得不偿失了。所以，家长要严格控制孩子的零食摄入量，一些高油、高糖不健康的垃圾食品要杜绝，其他零食也要控制好量，不可无节制地摄入。

4. 保障孩子有适当的体育活动

家长要鼓励孩子多参加体育活动，保障孩子每天的运动量。因为适当的体育活动，可以调动人体的气血运行，有利于增强脾胃的运化功能。而且，孩子运动过后，能量有所消耗，食欲也会增加，从而保证足够的主食摄入，气血生化有源，身体自然就强壮了。

5. 对孩子进行适当的管教

现在"熊孩子"越来越多，家庭教育的问题越来越受到社会广泛关注。"熊孩子"多数脾气急躁，任性妄为，想要什么就一定要得到，一不顺心就大哭大闹。这样的孩子不说对社会的负面影响，对孩子本身的健康也会产生很大的负面影响，容易导致肝气的气机失调，出现肝气犯胃、肝郁脾虚等相关症状或疾病。其实，"熊孩子"的产生与家庭环境分不开，大部分是由父母、老人惯出来的，家长应加强对孩子的管教。

☼ 常用健脾养胃小方法，给孩子调养脾胃事半功倍

在帮助孩子调养脾胃的过程中，食疗和按摩是比较安全且有效的方法，所以家长可以参考以下方法，帮助孩子养出好脾胃。

1. 饮食调理

孩子有"脾常不足"的生理特点，脾胃健康对孩子的生长发育发挥着极其重要的作用，所以家长应注重对孩子脾胃的顾护与调理，而吃好是帮孩子养好脾胃的关键。家长要想让孩子吃好，可以参考以下饮食原则。

（1）定时定量，不宜过饥过饱。孩子尚且年幼，不知道饱胀，容易暴饮暴食，损伤脾胃。家长又对孩子过分宠爱，经常允许孩子用零食、冷饮、生冷瓜果、油炸食物等食物代替主食，导致孩子养成偏食、不规律饮食的习惯，最终造成孩子营养不良，易生病。而家长又把孩子爱生病的原因归咎于免疫力差，用燕窝、鲍鱼、虫草等高脂肪、高热量的食物给孩子大补特补，反而让孩子越补越虚。

其实，调养脾胃最简单的方法是做到让孩子的饮食定时定量，不过饥、

过饱，不偏食、挑食。食物品种要丰富，营养丰富易于消化，多吃水果、胡萝卜、青菜、糙米、豆制品、蛋黄、鱼及全脂乳品。不要吃过于坚硬难以消化的食物，尽量吃热食，避免生冷、硬物、甜食对脾胃造成的负担。

（2）根据体质不同进行调养。孩子的体质大概可以分为寒、热、虚、实、湿五种类型，根据孩子先天禀赋以及体质强弱的不同，饮食方法也有所不同。体质属寒的孩子多怕冷，穿衣较多，进食生冷的食物容易导致腹泻，所以调养应选择温脾之物，多吃一些性味甘温的食物，如牛羊肉等。体质属热的孩子表现为面部和口唇血红，喜欢吃冷饮、盖凉被，有口臭、便秘等症状，调养的时候应该以清热类食物为主，多吃一些性味甘淡寒凉的食物，如苦瓜、绿豆、芹菜、西瓜等。体质属虚的孩子气血亏虚，多表现为少气懒言、神疲乏力，可以多吃一些羊肉、鸡肉、牛肉等肉类及其他蛋白质含量丰富的食物。体质属实是健康、正常的体质，孩子可饮食范围比较广泛，只要注意饮食平衡、清淡营养即可。体质属湿的孩子大多比较肥胖，喜欢吃味道厚重、甜腻的食物，常有大便溏稀的表现，调养应注意健脾祛湿，可以多吃薏苡仁、扁豆、白萝卜等有祛湿作用的食物。

（3）注意饮食与季节气候相适应。中医学认为，饮食的选择要与季节气候相适应，提出"春食凉，夏食寒，秋食温，冬食热"的原则。所以，春天阳气升发，给孩子的饮食应以清凉为主，多吃萝卜以及各类新鲜水果调养脾胃。夏季炎热，属于脾胃疾病多发季节，在饮食上应注意清淡解暑，可以多吃绿豆、西瓜等调养脾胃。秋季干燥，饮食以润肺补脾为主，可以多吃白梨、百合等调养脾胃。冬季气候寒冷，需多进食温养脾肾的食物，但孩子不适合温补过盛，可以多吃羊肉、牛肉等调养脾胃。

（4）饮食多样化，营养搭配。孩子在饮食上还要注重饮食的多样化，多吃五谷杂粮，保持酸碱平衡。要注意饮食的合理搭配，保障营养的全面性，比如将鱼类与豆腐搭配在一起，会使孩子对钙的吸收提高20倍。有些家长给孩子养成了汤和饭混在一起吃的习惯，这样食物在口腔不嚼烂就同汤一起咽进胃里，会使食物不能得到很好地消化与吸收，反而会使孩子越吃越瘦，损伤脾胃。另外，要养成孩子吃早餐的习惯，不要养成嗜喝果汁、饮料的习惯，这样会使孩子在正餐时对主食的需求量减少，丢失正餐中的营养，反而得不偿失。

在以上原则的指导下，以下搭配好的食疗方供家长选择。它们都有很好地调理脾胃的作用，可以找到孩子爱吃，让孩子日常佐餐常食。

（1）山药百合薏仁粥。有滋阴养胃、清热润燥的功效。

做法：取山药、百合各20克，薏苡仁50克，红枣2枚。山药去皮，洗净，切丁；百合、薏苡仁、红枣洗净。所有食材放入锅中，加水适量，熬煮成粥即可。

（2）红枣小米粥。有养胃、补气、补血的功效，脾胃虚弱的孩子经常吃可增加食欲，滋养脾胃，还能治疗饮食不慎所引起胃胀腹痛。

做法：红枣5枚，小米60克，冰糖适量。红枣、小米分别洗净，放入锅中，加水熬煮成粥，加冰糖继续煮至溶化即可。

（3）莲藕排骨汤。有养胃滋阴、清热化痰的功效，对于孩子的补脾养胃大有裨益。由于是孩子食用，黄酒少量，用来去腥即可。除此之外，莲藕排骨汤中还含有大量的磷酸钙，特别容易被人体吸收和利用，能促进孩子钙的吸收。

做法：莲藕、猪排骨各100克，黄酒、姜、葱、盐各适量。莲藕洗净，切片；猪排骨切段，在沸水中焯2分钟左右，捞出沥干水分；葱切段，姜切片。莲藕和排骨一同放入锅中，加适量温水，放入黄酒、姜、葱，大火煮沸后小火炖90分钟左右，加盐调味即可。

（4）南瓜粥。可以帮助孩子补脾气、健脾胃。

做法：南瓜、大米各50克，南瓜去皮洗净，放入蒸锅中蒸软后捣成泥备用；大米淘洗干净。大米放入锅中，加水煮沸，加入南瓜泥继续煮至大米熟烂即可。

2. 按摩调理

通过按摩的方法帮助孩子调理脾胃，虽然见效比较慢，但是却可以从根本上提升脾胃健康程度，是值得家长坚持的，帮助孩子养护脾胃的好方法。一般情况下，调理脾胃可以从调理孩子的脾经入手。此处所说的脾经不是指"十二经络"中的"足太阴脾经"，而是指小儿推拿中上肢部的穴位，两者不可混淆。这里所指的脾经定位在双手拇指的外侧缘，从指尖到指根处或者大拇指远节的罗纹面。家长经常帮助孩子按摩，可以起到健脾和胃、补气养血、清热除湿、消积导滞的功效，在临床小儿推拿中应用较为广泛。主要有以下三种按摩方法。

（1）补脾经。补脾经可以健脾养胃、补气养血，因此主要适用于体质虚弱的孩子，比如脾胃虚弱、气血不足而引起的面色萎黄、食欲不振、消化不良、厌食、发育缓慢等。

操作：①家长一只手把持住孩子除拇指外的其余4指，另一只手拇指端沿着孩子的拇指外侧端从指尖向指根方向直推100~500次。②家长一只手固定住孩子的手腕，用另一只手的拇指罗纹面沿顺时针方向按揉100~500次。以上两种手法中第一种操作更常用。

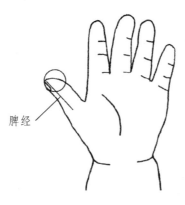

脾经

（2）清脾经。清脾经适用于有实证存在的病症，有和胃消食、增进食欲等功效，主要应用于积食内热、脾胃不和所致厌食、便秘、腹泻、呕吐、恶心等病症，以及体内有湿热的病症。

操作：家长一只手固定住孩子的手腕，另一只手的食指和中指固定住孩子的拇指，用拇指端沿着孩子的拇指外侧端从指根向指尖方向直推100~500次。

（3）清补脾经适用于虚实病症夹杂的孩子。由于比较复杂，家长可以咨询专业的中医师，看孩子是否需要再进行调理。

操作：清补脾经就是将补脾经和清脾经两种手法结合，在孩子拇指的外侧缘沿指尖到指根方向来回直推100~500次。

感冒久治不愈，可能引起并发症

在季节更替、天气变化无常的时候，孩子非常容易感冒。由于感冒是一种可以通过自身免疫力调理，一周左右能自行痊愈的一种疾病，所以很多人不太会把感冒放在心上，常常说"感冒吃药一周好，不吃药七天好"这种话。虽然家长对于孩子的感冒更为重视，但是很多家长也并不十分了解感冒的危害。因此，本节专门讲孩子感冒久治不愈容易引起的并发症，希望引起广大家长的重视。

并发症1——鼻炎

鼻炎是鼻腔黏膜和黏膜下组织产生的炎症，致病原因多为病毒，也可能是部分细菌乘虚而入所致。鼻炎本身是上呼吸道感染的一种类型，也可以是感冒后累及鼻内黏膜的结果。因此如果感冒迁延时间比较长，就有可能诱发鼻炎。孩子首先会感觉鼻腔、咽部发痒、干燥、灼热感、打喷嚏，接着可能出现全身不适、低烧、乏力、鼻塞、嗅觉减退、清水样鼻涕、头痛及四肢关节痛等，出现急性鼻炎的常见临床症状。如果此时还得不到有效调理，则会导致感冒、鼻炎反复发作，发展为慢性鼻炎，使病程更加漫长。

感冒诱发鼻炎对于孩子健康来说似乎并不是太大的影响，但是鼻子位于面部五官的中心，位置特殊，与其他面部器官多有相通，鼻腔黏膜的炎症可向周围器官弥漫，甚至累及全身，出现鼻窦炎、中耳炎、哮喘等症状。因此，如果感冒迁延不愈，要及时去医院进行更为详细的检查、治疗。如果已经诱发鼻炎，家长应及早发现，并给予孩子合理治疗，防止演变为慢性鼻炎。

在此建议广大家长：

（1）如果怀疑孩子得了鼻炎，应到医院耳鼻喉专科就诊，尽量不要漫无目的地去看儿科。

（2）切忌自行给孩子用药，尤其是将治疗成年人鼻炎的药物给孩子使用。严禁自行给孩子使用滴鼻剂，因为其中含有麻黄素，对于孩子来说是需要遵医嘱或者必须减低浓度才能使用。

（3）孩子的急性鼻炎多由感冒引起，所以在治疗感冒的同时要注意帮助孩子保护鼻腔，不要大力地让孩子擤鼻涕，同时尽量不要让孩子抠鼻子。

（4）一旦孩子患有急性鼻炎，要去医院，积极配合医生，及时、彻底地治愈急性鼻炎，以免孩子的急性鼻炎迁延不愈转为慢性鼻炎，更难治疗。

（5）鼓励孩子锻炼身体，提高孩子的免疫力和抗寒能力，防止感冒。寒冷季节尽量让孩子少戴口罩，因长期戴口罩会使鼻子变得娇嫩、脆弱，经不起寒冷刺激，一遇天气变化便易发炎。

（6）尽量保持室内空气的湿度，合理的湿度为50%~60%。

☀ 并发症2——中耳炎

中耳炎可由于异物刺激单独发病，也可由于感冒没有及时治愈而引发，是上呼吸道感染的常见并发症。很多家长会有疑惑，为什么孩子感冒会牵连到耳朵呢？其中的秘密就在于咽喉管。咽喉管像是连通孩子咽部与耳朵的一条"暗道"，孩子的耳咽管与成年人相比较宽、较短，呈水平状，一旦感冒日久不愈，处于咽喉部的病菌、病毒就会通过咽喉管进入中耳，引发急性中耳炎。如同慢性鼻炎一样，孩子的急性中耳炎得不到及时、有效的治疗，就会转为慢性中耳炎。慢性中耳炎严重时会影响孩子的听力，甚至造成耳聋，所以当孩子患上感冒后，家长既要针对感冒进行及时、有效的治疗，还要留意孩子的耳朵。如果孩子有拒绝洗脸、哭闹、摇头或用手揉耳朵等异常行为，家长就要检查、询问孩子是否有耳朵疼痛的症状，如果有，就要及时带孩子去耳鼻喉科进行检查治疗。对于还不懂得表达的孩子来说，家长尤其要注意，因为研究表明，只要耳内炎症持续 3 个月，孩子就可能丧失部分听力，所以家长要及时关注孩子的情况，尽早就医。

在此建议广大家长：

（1）积极预防感冒，在孩子感冒期间仔细观察孩子是否有上述的相关症状，防止耳咽管感染自己却没有发现，延误孩子治疗。

（2）孩子洗澡、游泳时要防止水进入耳道、耳咽，如果进入要及时控水、清理，以避免水停留在中耳时间过长诱发炎症。

（3）教会孩子擤鼻涕，防止错误的方法使鼻涕倒流进鼻窦，患上鼻窦炎，或者将鼻涕逼入耳咽管，诱发中耳炎。正确的方法是用手指压住一侧鼻孔，用力向外呼气，先让对侧鼻孔的鼻涕擤出来，再用同样的方法擤出另外一侧鼻孔里的鼻涕。

（4）如果孩子因为外伤引起耳道内的鼓膜穿孔，家长不要自行给孩子滴任何水样液体，以免影响创口愈合，需要及时带孩子去医院，由专业的医生进行处理，以阻止感染向中耳蔓延。

（5）处在哺乳期的母亲要注意喂奶姿势，将孩子抱起呈斜位，头部竖直，然后开始喂奶。避免孩子仰卧吃奶，以免奶水呛入耳咽管，进而将病菌带入中耳而引发炎症。

☀ 并发症 3——喉炎

喉炎是一种发生在喉部黏膜的炎症，最主要的原因是感冒后病毒或细菌从鼻、咽等部位向喉部蔓延所致。如果孩子饮水量较少，喉部比较干燥，血管脆弱，这时抵抗力会更加低下，一旦有病毒、细菌侵入，极有可能引起发喉炎，成为感冒的又一大并发症。

喉炎往往来势汹汹，变化多端。喉部是人体呼吸的必经之路，位于咽部和气管之间，本来就很狭窄，一旦喉部发生炎症，黏膜会肿胀，造成管腔进一步狭窄，最严重的后果是会在短时间内造成气道痉挛或阻塞，引起呼吸困难甚至窒息，这是有可能关系到孩子性命的大事。为此，家长一定要高度警惕。

在此建议广大家长：

（1）喉炎多继发于上呼吸道感染，所以家长要重视感冒防治，这是预防喉炎最直接、有效的方法之一。

（2）当孩子患感冒后，家长务必仔细观察病孩的呼吸情况，一旦出现犬吠样咳嗽、声音嘶哑、憋气或者喉鸣等任何一种异常呼吸的情况，必须马上送医院急救，不可延误。

（3）家长不要随便给孩子服用镇咳药，有些镇咳药可引起排痰困难，从而加重呼吸道阻塞，增加诱发窒息的危险。

（4）纠正孩子错误的发声习惯，不要让孩子高声喊叫、尖叫，以免损伤喉部，增加患喉炎的概率。

（5）保持孩子口腔卫生，养成早晚刷牙、饭后漱口的好习惯，防止病毒、细菌进入，感冒期间尤其要注意。

（6）感冒后如果出现咽喉疼痛，适当增加梨、罗汉果、荸荠、枇杷等具有润喉作用的干果、水果的摄入量，以保养咽喉，增强咽喉部的抗病能力。

并发症 4——支气管炎

支气管炎是上呼吸道感染最常见的并发症之一，主要是因为感冒的病菌容易向支气管蔓延，非常容易造成支气管黏膜发炎。而且支气管属于下呼吸道，并与肺脏相连，如果炎症未能得到及时控制，很容易殃及肺脏而引起肺炎。所以对于感冒引发的支气管炎家长要有足够的重视。

（1）如果孩子感冒后出现咳嗽、发烧加重的现象，并有呼吸急促、鼻翼扇动、口唇发绀等症状，则考虑有炎症存在，家长要及时带孩子去医院进行检查、治疗。

（2）一旦支气管炎的诊断得到确立，家长要积极配合医生，做好孩子的治疗工作。一般情况下，支气管炎需要通过抗生素药物，小儿止咳糖浆、甘草合剂等止咳化痰药进行治疗，所有的用药家长要谨遵医嘱。

（3）增加孩子饮水量，新鲜蔬菜、水果的摄入量，并且要勤开门窗，促进空气流通，保持室内空气新鲜。

孩子感冒先别着急用药，食物、按摩是好方法

感冒是小儿常见的肺系病症之一，小儿脏腑娇嫩，服药过多并不是好事情，所以简、便、廉、验的饮食调理及穴位按摩便成了比较好的选择。在医生诊断没有大问题的基础上，家长可以在家给孩子进行操作，临床验证效果很好。

八种食物，有效缓解孩子感冒

季节交替之时，气温骤变，感冒病毒也活跃起来，尤其冬春季是感冒的高发期，孩子最容易遭殃。孩子一旦感冒，家长应该分析孩子感冒的类型，如果是急重症，要及时带孩子到医院进行治疗，如果是普通感冒，家长不妨试试安全又没有副作用的食物调养。

1. 菠菜

菠菜富含类胡萝卜素、维生素 C、维生素 K、矿物质、辅酶 Q10 等多种营养素，研究表明，1 千克菠菜中含有 36 克胡萝卜素，还含有相当于两个鸡蛋的蛋白质含量，以及相当于两个橘子的维生素含量。所以菠菜一直有"营养模范生"的美誉。在感冒期间适当增加菠菜的摄入量，可以帮助孩子增强抵抗力。家长可以做菠菜粥、凉拌花生菠菜、鸡蛋炒菠菜等给孩子食用。由

于菠菜含有草酸钾，进入人体后电解出的草酸根离子会沉淀钙离子，不仅妨碍孩子对钙的吸收，还容易生成草酸钙结石。所以如果孩子有服用钙片的话，建议吃饭前后2小时内不要给孩子吃菠菜；食用菠菜时可以先用水焯一下，待草酸钾溶解于水中（即焯菠菜的水变绿）后，捞出过凉水挤干水分，再烹调食用比较好。

2. 南瓜

南瓜既可以作为配菜食用，也可以当作粮食食用，具有很高的食疗价值，有"解毒灵丹"的美誉。南瓜含有丰富的烯酸类物质，能覆盖受损伤的呼吸道上皮细胞，不仅能增强上皮细胞的再生能力，还能降低其敏感性，从而起到止咳祛痰的目的。除此之外，南瓜含有淀粉蛋白质、胡萝卜素、B族维生素、维生素C和钙、磷等成分，可以润肺益气、化痰排脓、驱虫解毒等，是孩子感冒期间的食疗佳品。

3. 胡萝卜

胡萝卜富含β-胡萝卜素，能够在体内转化为可以被人体消化、利用的维生素A，维生素A有治疗夜盲症、保护呼吸道和促进儿童生长发育等功效。研究表明，缺乏维生素A的孩子容易患呼吸道和消化道感染等疾病，一旦感冒，体内维生素A的水平就会进一步下降，所以孩子感冒的时候，家长可以常做胡萝卜给孩子食用。比如胡萝卜粥、炒胡萝卜、胡萝卜泥、炖胡萝卜等，在烹调时最好用油把胡萝卜炒一下，这样可以使营养成分得到最大程度的保留。

4. 洋葱

洋葱内含有丰富的硒元素，硒是一种效果极强的抗氧化剂，能加速体内过氧化物的分解，使病毒得不到分子氧的供应，从而起到抑制作用。同时，硒还可促使人体产生一种叫谷胱甘肽的物质，谷胱甘肽可以使病毒失去活性。除此之外，洋葱还能提高胃肠道的张力，增加胃肠液分泌，增加孩子体内维生素的含量，更有效对抗感冒病毒。因此孩子感冒时可以常吃洋葱。无论是作为配料食用，还是作为主菜炒、炖等食用均可。

5. 大蒜

大蒜是目前发现的天然植物中抗菌作用最强的一种，其所含的大蒜素具有消炎作用，能抑制和杀灭多种细菌和病毒。在日常炒菜做饭时加几个大蒜，是预防感冒的一个简单方法。如果孩子已经感冒或者发烧，吃几瓣大蒜可减轻咳嗽、喉痛及鼻塞等症状。不过要想发挥大蒜的功效，需要将大蒜切片，使其充分暴露在空气中 15 分钟左右才有效。

6. 荸荠

荸荠不仅口感甜脆，而且富含蛋白质、脂肪、粗纤维、胡萝卜素等多种营养物质，有"地下雪梨"的美誉。研究表明，荸荠含有一种不耐热的抗菌成分——荸荠英，对金黄色葡萄球菌、大肠杆菌等有抑制作用，并能抑制流感病毒。因此，在呼吸道传染病较多的春季，孩子常吃鲜荸荠有利于流行性感冒、流行性脑脊髓膜炎、麻疹、百日咳及急性咽喉炎的防治。而且荸荠中含磷量较高，能促进孩子生长发育和维持生理功能的需要，对牙齿骨骼的发育有很大好处，同时可促进体内的糖、脂肪、蛋白质三大物质的代谢，调节酸碱平衡，非常适合成长期的孩子长期食用。家长可以把它当水果给孩子食用，可以炖、蒸、煮、炒后给孩子食用。

7. 酸奶

酸奶是牛奶经过发酵制成的一种饮品。牛奶经过益生菌发酵后，其中20% 左右的糖类、蛋白质被水解成为小分子，比如糖类被分解为半乳糖、乳酸等，蛋白质被分解成小肽链和氨基酸等；脂肪生成脂肪酸，而且比鲜牛奶增加 2 倍，这些都使得酸奶比鲜牛奶更易被孩子消化吸收。除此之外，酸奶在发酵过程中还可以产生维生素 B_1、维生素 B_2、维生素 B_6、维生素 B_{12}、优质蛋白等，可以帮助孩子提高食欲、补充体力，从而缓解孩子感冒后没有胃口、疲劳无力、肠胃不适等相关症状。而且酸奶中的益生菌成分还可以把开始紊乱的肠道菌群调节好，让孩子的肠胃变得舒服很多，有效减少发热、流涕、咳嗽的发生率。

8.鸡汤

鸡汤中的鸡肉一般炖得比较烂，更易于孩子消化、吸收，可以帮助孩子调养脾胃。同时让孩子喝下温热的鸡汤，可以有效利用鸡汤中富含的有效营养元素，能够帮助孩子抑制体内的炎症及黏液的过量产生，对缓解感冒及感冒引发的鼻腔堵塞、流清涕、头痛、疲倦、咳嗽等有显著的作用。不过需要注意的是，鸡汤只适合风寒感冒的孩子食用，如果孩子有明显咽痛、咳黄痰、口干舌燥、高热等风热感冒的症状时不宜食用。此外，炖煮鸡汤也有学问，鸡肉处理干净后放入锅中，加凉水大火煮沸，撇去浮沫，再转小火慢炖，加调料为好。

🌀 基础选穴按摩，缓解感冒症状

小儿按摩一向是防治儿童疾病的方法中不可缺少的一部分，对于感冒的防治也是如此。以下选穴按摩是小儿感冒可以使用的基础选穴，对于各种类型的小儿感冒均有调理作用。

1.揉膻中

膻中穴在胸部前正中线上，平第4肋间，两乳头连线之中点。有宽胸理气、清肺止喘、活血通络等功效，是治疗呼吸系统、循环系统、消化系统多种病症的基础选穴，临床效果上佳。

操作：①孩子躺卧在大浴巾上，在其心口位置涂上一些按摩用品，用中指指腹轻轻按揉50~100次。②以中指指腹在孩子心口位置轻揉50~100次。③以双手拇指在膻中穴位置向左右两边推50~100次。

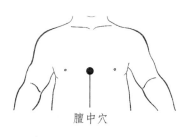

膻中穴

2. 推坎宫

坎宫穴位于自眉头起沿眉向眉梢成一条横线上。有疏风解表、醒脑明目、止头痛等功效，可以有效防治感冒发热、头痛、目赤肿痛、烦躁不安、惊风等。当孩子头痛发热时，替他进行这套按摩，效果尤其显著。

操作：①让孩子仰卧在大浴巾上，在孩子的额头上涂上按摩用品，四指并拢轻揉1分钟。②用两手大拇指从孩子眉心处向左右两边分推50~100次。

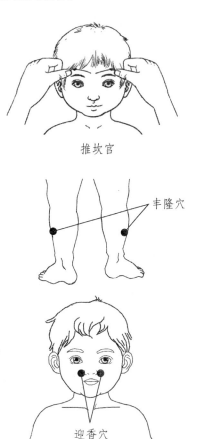

推坎宫

丰隆穴

3. 揉丰隆

丰隆穴在小腿前外侧，当外踝尖上8寸，条口外，距胫骨前缘2横指处。有健脾化痰、和胃降逆、舒经活络等多种功效。中医学认为，丰隆穴属于足阳明经，上络头顶，根据"经脉所过，主治所及"的原理，头痛、眩晕、咳喘、痰多、感冒等均在其防治之列。

操作：①让孩子平躺在浴巾上，在其小腿穴位处均匀涂抹按摩用品。②用拇指指腹按揉丰隆穴50~100次。

4. 揉迎香

迎香穴在在鼻翼外缘中点旁，当鼻唇沟中。

迎香穴

为手阳明大肠经和足阳明胃经的交会穴，有祛风通窍、理气止痛、散风通热等功效，对于缓解小儿感冒，尤其是小儿感冒引发的头痛、鼻塞效果显著。

操作：①孩子躺下后，在其鼻上涂一点按摩用品。②用双手食指指腹，在孩子的鼻翼两边的迎香穴处轻轻揉动20次。

另外，为了发挥按摩应有的功效，家长在按摩时要注意：选择滑石粉、儿童用按摩油等均匀涂抹于孩子的按摩部位，以免因为摩擦而损伤孩子娇嫩的皮肤；跟孩子有眼神交流，一边按摩一边跟孩子说话、唱歌，如果孩子表现为不舒服或者有需求时，能快速给予回应，不要让孩子因为按摩产生的轻微不适而情绪不稳，影响按摩效果；按摩要选择孩子心情好的时候进行，每次按摩时间要距离孩子进食45分钟以后，以免对孩子的肠胃造成刺激，引发呕吐；家长要摘掉身上所有首饰，以免挂上孩子肌肤；房间温度要适宜，别让孩子着凉。

孩子感冒证型不同，防治方法也不一样

虽然都是感冒，但是孩子感冒的症状不尽相同，有的孩子感冒后发烧、怕冷，有的孩子嗓子疼，有的孩子咳嗽……这是为什么？之所以有这些不同，主要是因为孩子的感冒分为不同类型，这些类型是家长帮助孩子防治感冒的"指向标"。

风寒感冒

顾名思义，风寒感冒就是因为感染风寒而引起的感冒，这种感冒主要发生在秋冬或初春的季节，此时天气变化大，冷热异常，有的孩子衣服穿得不恰当，或者出汗后受风，就会出现感冒。风寒感冒的主要表现是：发烧，头疼，怕冷，鼻塞，流清鼻涕，咳嗽无痰或吐白色的泡沫痰，不出汗。仔细观察孩子的舌头会发现，风寒感冒时，孩子舌苔淡白，小便颜色也很淡，呈白色，大便也是不成型的，甚至会出现腹泻。

1. 食疗

孩子风寒感冒后饮食应以清淡为主，少油、少辣、少糖。粥、汤等都比较清淡，而且具有发热散寒的功效，患病期间适宜多吃。多吃富含维生素C的蔬菜、水果，可以帮助孩子消化，防治感冒。

（1）葱白粥。让孩子佐餐服用，有驱散风寒、发汗止呕的功效。如果孩子服用后出汗，建议家长让孩子裹着被子休息一会儿，待汗出尽后让孩子喝一杯温开水，并洗个热水澡，擦干换上干净的衣服。

做法：葱白1段，姜5片，糯米60克，醋适量。葱白切丝；姜捣烂，取汁；糯米淘洗干净。锅中倒入适量水，放入糯米煮粥，粥将成时放入葱丝、姜汁继续煮至粥成，加醋调味即可。

（2）桂圆红枣姜茶。此茶能温中补气、祛风散寒，而且口感更容易被孩子接受。

做法：桂圆5颗，红枣3枚，姜2片，红糖适量。桂圆、红枣、姜、红糖放入锅中，加适量水，大火煮沸后转小火煮15~20分钟，晾至温热后给孩子服用。

2. 按摩

由于食疗并不适合所有的孩子，尤其是2岁以下的孩子，所以效果不错、作用安全的按摩就派上了用场。家长可以用以下按摩方法，帮助孩子防治风寒感冒。

（1）重推三关穴。三关穴在前臂桡侧边缘，自腕横纹至肘横纹成一条直线。有疏风散热的功效，防治风寒感冒效果好。

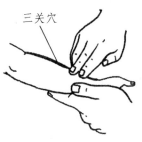

操作：一只手握住孩子胳膊，另一只手食指、中指并拢，用指腹重推100次。

（2）揉外劳宫。外劳宫是经外奇穴，在手背上，正对掌心劳宫穴，位于中指和无名指的指骨中间，掌指关节后0.5寸，也就是第3、4掌骨交接处的凹陷处。外劳宫穴性偏温，可用于一切寒证，揉外劳宫可以起到温阳散寒、升阳举陷、发汗解表的功

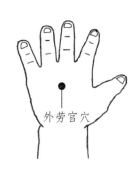

效。孩子患风寒感冒时刚好适用。

操作：家长用食指或者中指的指端或螺纹面用力，放在孩子的外劳宫穴处，轻柔、缓和地环转按揉100~500次。要稍有力度，用以带动皮下组织运动。

3.泡澡、泡脚

泡澡、泡脚等外用方法，对于年龄小的孩子来说更为适宜。如果孩子患风寒感冒，可以通过以下方法进行调理。

（1）泡澡。泡澡对于防治孩子风寒感冒来说是非常有效的一种方法。让孩子泡在温热的水里，可以增加体内的气血循环，提振阳气，将身体内的寒气排出去。不过需要注意的是，泡澡后要及时给孩子擦干身体，并穿上干净的衣服，以免再次受寒。

操作：取一个大浴盆或者直接在浴缸中，放入温热的水，以40℃左右，水没到孩子肩膀，让孩子泡10~15分钟即可。如果想要增强效果，可以用葱白水泡。取一把带根须的葱白，洗净，放入大锅中加水烧开，倒入澡盆中，兑入适量凉水至40℃左右，代替普通的水让孩子泡澡，效果会更好。因为葱白含有挥发油，能够刺激汗腺，具有发汗散热的作用，同时还含有大蒜素，有抵御细菌、病毒的作用，对于防治孩子风寒感冒效果良好。

除此之外，可以在常规洗澡后，榨一杯姜汁，去渣，倒入锅中加热，到微烫手时关火，用毛巾蘸取姜汁擦孩子的手心、脚心，至手心、脚心发热，用干毛巾擦干，让孩子盖被发汗，同样可以防治风寒感冒。

（2）泡脚。如果天气比较冷，感觉孩子泡澡更容易感染风寒的话，可以给孩子泡脚。脚暖了，身体也会跟着热起来。

操作：取洗脚盆，倒入温热的水，也在40℃左右为宜，给孩子泡脚5~10分钟即可。如果时间允许，可以取一块姜，拍散，放入锅中，加水大火煮沸，转小火煮10分钟，兑入泡脚水中给孩子泡脚。可以取老姜通经散寒、发汗解表的功效，效果比单纯的热水泡脚更好。

☼ 风热感冒

有的孩子同样是发烧、头疼、鼻塞，流涕，但流的是黏稠的黄脓鼻涕，咳嗽痰多，也是黏稠的黄痰，同时伴随咽喉肿痛、发红，舌头、口唇通红，口气重，舌苔黄厚，小便赤黄，大便干燥等症状，说明孩子患有风热感冒。

1. 食疗

孩子患风热感冒后，在日常饮食的基础上，要适当增加辛凉清淡食品的摄入量，如菊花、白菜、白萝卜、梨、橙子等。减少酸、涩食物的摄入量，如醋、酸菜、葡萄、李子、柠檬、山楂等。因为酸性收敛，容易导致孩子体内的热无法排出，影响恢复。

（1）竹蔗荸荠水。竹蔗、荸荠都是清凉之物，具有清凉润肺、滋阴清热的功效。孩子风热感冒期间经常饮用，在缓解风热感冒的同时还能防治其引起的咽喉肿痛。

做法：取竹蔗、荸荠各100克。竹蔗洗净，切段；荸荠去皮，洗净，切块。锅中倒入适量水，放入竹蔗、荸荠大火煮沸，转小火煮15分钟，关火，晾至温热即可。

（2）西瓜汁。西瓜汁有清热解毒、祛暑化湿的功效，对于防治风热感冒效果良好。而且还是果汁，不会出现孩子不爱喝的情况。除此之外，西瓜汁可以用椰子汁、梨汁等代替，效果同样。

做法：西瓜1块，取瓤，去籽，切块，放入榨汁机中搅打成汁即可。

（3）杭菊糖茶。可以通肺止咳、清热利咽，在孩子患风热感冒期间，让孩子每天喝1~2杯即可。

做法：杭白菊5朵，白糖适量。杭白菊放入茶壶内，加沸水冲泡，加白糖搅拌均匀，约10分钟左右给孩子饮用即可。

（4）薄荷粥。薄荷粥做好后，晾至温热让孩子服用，既能发汗调理风热感冒，又能养胃、护胃，提振孩子食欲。

做法：薄荷15克，粳米60克，冰糖适量。薄荷洗净，放入锅中加水煎汤，去渣取汁，备用。粳米淘洗干净，放入锅中加水煮粥，粥将成时加入薄荷汁、冰糖，继续煮至粥成即可。

2. 按摩

（1）清肺经。肺经位于无名指的远节指骨的螺纹面上，也就是无名指掌面的末端。清肺经在小儿推拿中常用。对于风热感冒造成的发热、咳嗽、流鼻涕、咽喉部不舒服、有痰等均有很好的调理作用。

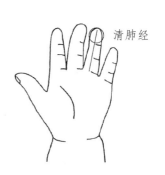

清肺经

操作：家长用一只手固定好孩子的手腕，用另外一只手的拇指指端从指根推向指尖，如此操作100~500次。

（2）推天河水。天河水位于前臂正中内侧，腕横纹至肘横纹成一条直线。是清热、凉血、解毒的要穴，对于风寒感冒有很好的调理作用。

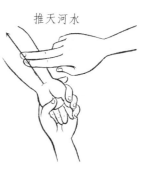

推天河水

操作：家长一只手握住孩子的手部，另一只手食、中二指并拢，用二指指腹沿着天河水，自腕横纹向肘横纹推100次。

3. 泡澡、泡脚

（1）桑叶金银花水。桑叶、金银花都有清热、解毒、发汗的功效，可以用来给孩子泡脚或泡澡，对于风热感冒有良好的效果。

操作：取桑叶10片，金银花10克，放入大锅中加水，大火煮沸，转小火煮5分钟，关火。倒入澡盆或浴缸中，再酌情加适量凉水，温度控制在40℃左右，给孩子泡澡或泡脚15分钟即可。

（2）荷叶水。荷叶清热的效果非常好，而且取材方便、物美价廉，非常适合用来调理风热感冒。

操作：取荷叶一把，冲洗干净，放入大锅中加水，大火煮沸，转小火煮10分钟，关火。倒入澡盆或浴缸中，再酌情加适量凉水，温度控制在40℃左右，给孩子泡澡或泡脚15分钟即可。

暑湿感冒

暑湿感冒与风热感冒很类似，也有头晕、头痛、鼻塞、流黄脓鼻涕等症状，但二者的主要区别是，暑湿感冒有鲜明的季节特点，主要出现在夏季，同时伴有肠胃不适的症状，比如恶心、呕吐、腹泻、食欲不振等症状，风热感冒则没有这些症状。风热感冒舌苔黄而干，像旱地；暑湿感冒舌苔黄而腻，像湿地。

1. 食疗

（1）荷菊薏苡仁汤。干荷叶、干菊花、薏苡仁结合，可以增强清暑利湿的功效，每日1剂，让孩子喝汤、吃薏苡仁，对于防治孩子暑湿感冒效果良好。

做法：干荷叶、干菊花各10克，薏苡仁50克。干荷叶、干菊花冲洗干净，放入锅中，加薏苡仁和适量水熬煮至薏苡仁熟，去掉荷叶、菊花即可。

（2）冰糖西瓜翠衣。西瓜翠衣有清暑热的功效，木耳有润肺止咳的功效，橘子、樱桃富含维生素，搭配起来食用，可以有效缓解孩子暑湿感冒及其相关症状。

做法：西瓜翠衣50克，橘子半个，樱桃5颗，泡发木耳2朵，冰糖适量。泡发木耳去蒂，洗净，撕成小朵；西瓜翠衣洗净，切段；橘子掰瓣，切两半；樱桃洗净，去蒂，去核；冰糖碾碎。木耳放入碗中，加冰糖碎搅拌均匀，放入蒸笼蒸5分钟，取出冷却，加入西瓜翠衣、橘子、樱桃搅拌均匀，放入冰箱中稍微冰镇一下即可。

（3）酿冬瓜。冬瓜清暑利尿，海米、猪肉、香菇补气养血，同时食用既能缓解暑湿感冒，又能弥补孩子暑湿感冒所造成的身体损伤。

做法：冬瓜1块，海米、猪肉末各10克，香菇20克，麻油、鸡精、盐、淀粉各适量。冬瓜去皮、瓤，洗净，切块；海米用温水泡发；香菇泡发，洗净，切丁。所有材料放入碗中，加麻油、鸡精、盐、淀粉、少量水搅拌均匀，上锅隔水蒸熟即可。

2. 按摩

（1）推天门。天门穴位于两眉毛中间至前发际成一条直线。有疏风解表、活血通络、开窍醒脑、镇静安神等功效，按照操作给孩子按摩可以有效缓解孩子的暑湿感冒。

操作：家长用双手拇指按在眉毛中间的天井门穴处，其他手指固定孩子头部，拇指交替向上推至发际线即可。

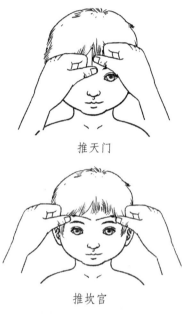

推天门

推坎宫

（2）推坎宫。坎宫穴位于自眉头起沿眉向眉梢成一条横线上。有疏风解表、醒脑明目、防止头痛等功效。

操作：让孩子呈仰卧位或坐位，家长用两手拇指从孩子眉心处向左右两边分推50~100次。

3. 小偏方

（1）藿香佩兰水泡脚。藿香、佩兰均有化湿解暑的作用，两者同时使用可以增强其功效，每天1剂，给孩子泡脚，直至痊愈。由于两者均属于挥发性、芳香化湿类药物，所以煮的时间不宜过长，而且煮的过程中要盖锅盖，这样才能发挥最大功效。

操作：藿香、佩兰各15克。放入锅中，加水，盖锅盖，煮5~8分钟，关火，一直盖着锅盖晾至温热时给孩子泡脚20分钟即可。

（2）藿香水外擦穴位。风池穴位于颈部，当枕骨之下，与风府穴相平，胸锁乳突肌与斜方肌上端之间的凹陷处。迎香穴在鼻翼外缘中点旁开，当鼻唇沟中。两穴搭配使用，可以增强疏散风热、通利鼻窍的功效。用藿香水外擦还可以增强其祛暑除湿的效果，可以让孩子恢复得更快。

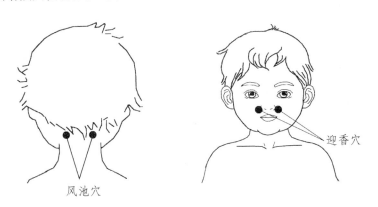

风池穴

迎香穴

操作：藿香 15 克，放入锅中，加水 300 毫升，盖盖煮 5~8 分钟，晾凉后，家长蘸取汁液擦在风池穴、迎香穴即可，每日 3~4 次。

流行性感冒

流行性感冒主要是细菌引起的，传染性特别强，往往一个人被感染，全家都会感染。这种感冒来势汹汹，感冒初期一点征兆都没有，一开始就发高烧，体温甚至会到 39~40℃，周身疼痛，哪里都不舒服。因此一旦发现孩子有相关症状，不要自行采取各种各样的方法帮助孩子调理身体，及时去医院才是关键。

孩子感冒后鼻塞不通，解表通窍要及时

孩子感冒后最常伴随的症状之一就是鼻塞不通，如果出现这一症状，孩子往往会因为呼吸不畅而出现情绪焦躁、哭闹等情况，不利于病情恢复。所以本节以孩子感冒后鼻塞不通的调理方法为主要内容，帮助家长找到解表通窍的方法。

感冒引发鼻塞不通，护理方法要恰当

1. 及时清理

孩子鼻塞时，家长要及时帮助孩子清理鼻腔分泌物，可以用软棉签轻轻地卷出鼻腔分泌物，如果分泌物过硬，可以滴入少许清洁的温水，待其软化后再行取出。除此之外，可以用生理盐水或生理性海水喷鼻或滴鼻，清理效果会更好。如果孩子已经会自行擤鼻涕，家长注意提醒孩子擤鼻涕，并检查效果即可。

2. 清理时避免直接用手指

孩子鼻塞的时候不要直接用手指来清理，以免损伤脆弱的鼻腔黏膜，引发出血、感染。对于这一点，家长要随时关注。

3.清理不要过度

在帮助孩子清理鼻腔的时候一定不要过度，而且要掌握好方法，使用吸鼻器或者棉签的时候不要太深入鼻腔，以免造成孩子鼻腔黏膜损伤，严重的话甚至会导致喉咙挛缩、心律不齐，影响孩子身体健康。

4.适当增加室内湿度

孩子对温度、湿度的感觉都比较敏感，忽冷忽热容易引起鼻腔不适，加剧鼻塞，过于干燥也会如此。因此家长可以适当使用加湿器，或者取一条温热的湿毛巾敷在孩子鼻周围，让孩子的鼻子处于湿润的状态，不仅能适当减轻鼻塞的症状，还有助于鼻腔分泌物的排出。

5.休息时头部放高一点

在孩子躺下休息时，要把孩子的枕头垫高一点，避免鼻涕倒流引发咳嗽、呼吸困难等。如果是还需要家长抱着的婴幼儿，家长在抱着孩子时尤其要注意，尽量竖着抱或者把孩子的上身抬高。

6.严重鼻塞时要看医生

如果孩子鼻塞比较严重，家长最好带孩子去看医生，由专业的医生进行调理。不过需要注意的是，严重鼻塞时往往会使用 0.5% 麻黄素呋喃西林滴剂，通常几分钟就会见效，但是麻黄素会使孩子产生嗅觉灵敏度降低、萎缩性鼻炎等副作用，因此即使效果显著，也不能经常给孩子使用，具体使用时间、用量等要谨遵医嘱。

简单小方法，有效缓解孩子感冒后鼻塞不通

在以上日常护理的基础上，家长可以通过以下小方法，更有效、及时地帮助孩子调理鼻塞不通的问题。

1.解表通窍法

解表通窍法分为两步，先通过食疗法内调，发挥其通阳发汗、解表散寒

的功效，之后再按摩迎香穴，加速疏散风热、通利鼻窍的功效，全面缓解孩子鼻塞的问题。

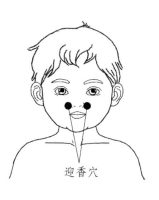

迎香穴

操作：①取葱白（连根）1 根，淡豆豉 10 克。葱白、淡豆豉洗净，葱白切段，两者一同放入碗中，加水，放入锅中隔水蒸至可以闻到葱香味（大约 5~10 分钟），取出晾凉，喂给孩子饮用。②待孩子喝下葱豉汤后，及时按压孩子的迎香穴 1~2 分钟。

2. 艾叶枕

艾叶味辛、苦，性温，有散寒止痛、宣通气血、镇咳祛痰等功效，可以帮助孩子调理感冒后造成的鼻塞不通，促进孩子睡眠。不过使用时间不宜过长，以免因为功效过强而导致孩子身体不适。

操作：采集足量艾叶，搓揉成绒（也可以去药店直接购买艾绒），装进枕套里，压紧封口，在孩子鼻塞不通期间暂时替代孩子的枕头。如果孩子左侧鼻塞不通，可以采取右侧卧位睡姿，如果孩子右侧鼻塞不通，可以采取左侧位睡姿。而且在孩子入睡之前，家长可以用指腹轻按孩子的迎香穴 1~2 分钟，并给孩子喝少许晾至温热的开水。

3. 白芷紫苏末

白芷紫苏末有祛病除湿、散寒解表、发汗止痛等功效，制成粉末给感冒鼻塞的孩子每天嗅 2 次，每次 30~60 秒，可以有效缓解风寒感冒导致的鼻塞。

做法：白芷、紫苏叶各 3 克，共研为细末，装入深色、干燥、干净的玻璃瓶中，放在阴凉通风的地方保存。在孩子鼻塞期间每天取用即可。

孩子感冒伴随头痛，额头热敷 + 按摩效果好

感冒后出现头痛症状是很常见的，比如感冒发烧刺激神经系统，孩子身体虚弱导致感冒后颅内压偏低，病原体毒素作用于血管导致颅内压增高等，都容易导致孩子感冒后出现头痛症状。其中，尤其要注意流行性脑脊髓膜炎导致的头痛。

流行性脑脊髓膜炎是由脑膜炎球菌引起的化脓性脑膜炎。致病菌由鼻咽部侵入血循环，最后局限于脑膜和脊髓膜，形成化脓性脑脊髓膜病变，起病急，病情凶险，得不到及时救治可在 24 小时内引发死亡。由于此病可由感冒引起，所以家长一定要高度警惕。

如果孩子感冒后伴随头痛，还有发热、呕吐、皮肤瘀斑、颈项强直等现象，一定要及时送孩子去医院，进行详细的检查治疗，以免耽误病情。如果经检查，孩子只是因为感冒后血管充盈紧张造成的普通头痛，家长则可以安心，在遵医嘱的情况下，通过以下方式进行调理，帮助孩子早日摆脱感冒头痛的困扰。

日常调理，有效缓解孩子感冒头痛

1. 减少刺激

孩子感冒头痛时，家长帮助孩子减少刺激，比如电视和电脑的强光、噪

音等的刺激，可以很大程度上缓解孩子的感冒头痛。除此之外，要多让孩子休息，以进一步降低外界刺激，蓄养精神、体力，帮助孩子增强抵抗力。

2.注意饮食

孩子感冒头痛时饮食以清淡为主，多吃新鲜蔬菜、水果，多喝温热的开水，少吃辛辣、油腻等刺激性食物。

3.适量运动

在孩子头痛有所缓解后，家长要带孩子进行适量的运动，比如慢跑、散步等，而且要多呼吸新鲜空气，以此调节头部血管的舒张收缩功能。

简单小方法，缓解孩子头痛见效快

1.额头热敷 + 按摩

额头热敷可以舒张血管，帮助发汗、退热，有效缓解头痛。加上按摩太阳穴，可以增强效果，快速有效地帮助孩子缓解头痛。太阳穴在颞部，眉梢与目外眦之间，向后约1横指的凹陷处。

操作：①干净的盆中倒入热水，把小毛巾浸湿，拧至九成干，在确定不会烫伤孩子额头的情况下敷在孩子额头上，皮肤微微发红时拿起。②家长用双手指腹按揉太阳穴1~2分钟。

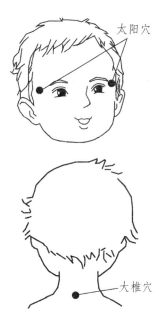

2.吹风机热吹法

吹风机热风轻吹可以使孩子身体表皮细胞感受到温暖，使人体放松，减慢血液、神经传输速度，起到缓解头痛的作用。尤其是吹大椎穴至肩胛骨这一部分，可以增强散寒止痛的效果。大椎穴位于第7颈椎棘突下凹陷中。

操作：打开吹风机热风，在距离孩子皮肤15~20厘米处吹大椎穴至肩胛骨，至皮肤微微发红为度。

3.苹果蜂蜜水

苹果蜂蜜水中富含葡萄糖、维生素、镁、磷、钙等营养元素，可以调节神经系统功能，缓解神经紧张，每天睡觉前半小时给孩子喝一杯，可以有效缓解感冒造成的头痛症状。不过喝完之后要让孩子刷牙或漱口，以免导致蛀牙。

做法：苹果1个，柠檬半个，蜂蜜适量。苹果去皮，洗净，切成小块；柠檬半个，取汁。苹果放入锅中，加水大火煮沸，转小火煮15分钟，晾至温热，加柠檬汁、蜂蜜搅拌均匀即可。

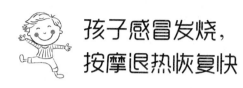

孩子感冒发烧，
按摩退热恢复快

孩子感冒发烧是指感冒常常引起的发热症状，体质虚弱、抗病能力差的孩子更容易在感冒后发烧。从理论上来说，感冒属于自限性疾病，即体质好的孩子患有感冒后，不用吃药，只要多喝水，注意休息，一周左右也可自愈。一周之后没有自愈则要及时去医院检查治疗。而如果感冒伴随发烧，则要立即去医院检查治疗，遵医嘱用药。

孩子感冒发烧，家长要及时调护

1. 辅助发汗

孩子感冒发烧后，建议给孩子喝一些温开水或红糖水，帮助孩子驱赶体内的寒气，达到发汗的作用。之后，建议家长用温水（37℃）擦拭孩子全身，以此扩张血管，促进水汽蒸发，吸收体热，进一步降温。之后用干毛巾擦干，给孩子换上干净的衣物即可。

除此之外，要保证室内空气流通，且不会直吹孩子，让孩子在呼吸新鲜空气的同时不会再次感冒，引发发烧。

2. 多饮水

感冒发烧之后孩子会出汗，汗液会带走体内大量的水分，所以家长要帮助孩子做好补水工作。一般情况下，孩子的日饮水量在 720 毫升左右能保证正常的身体需求，在感冒发烧的情况下，体温每升高 1℃，就应多补充 500 毫升的水分。只有如此才能让孩子多排汗、排尿，以此带走体内多余的热量，有助于退烧。

3. 清淡饮食

如果孩子感冒后白天、晚上都发烧，说明体内有内热或炎症，家长要调整孩子的饮食，以清淡为主。比如多吃新鲜蔬菜、水果，不要吃海鲜及油腻、甜腻等食物。

4. 遵医嘱使用退烧药

在孩子发烧不严重的情况下，一般不建议家长给孩子使用退烧药，尤其是赖氨匹林、安痛定等阿司匹林类药物。如果要用药，所有用药都要遵医嘱。

按摩退热效果好，帮助孩子尽快恢复健康

孩子感冒发烧后，除了基础物理退热之外，建议家长使用按摩方法为孩子退热，不仅效果好，而且可以帮助孩子放松身体，缓解肌肉酸痛等，让孩子更为舒适，一举数得。不过由于孩子皮肤娇嫩，家长在给孩子按摩时要注意力度，以孩子耐受为度。如果依然担心，可以在按摩之前均匀涂抹滑石粉，不仅能起到润滑作用，还能清肺热、肝火，辅助退热。

1. 按摩头部

印堂穴位于位于人体额部，在两眉头的中间，有明目通鼻、宁心安神的作用；攒竹穴位于眉头凹陷中，额切际处，有清热明目、祛风通络的作用；太阳穴在颞部，眉梢与目外眦之间，向后约 1 横指的凹陷处，有清肝明目、清热止痛的作用。

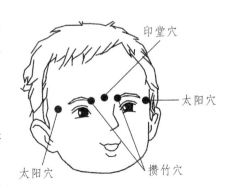

印堂穴
太阳穴
太阳穴
攒竹穴

操作：孩子呈仰卧位，家长用指腹分别按揉印堂、攒竹、太阳穴各1~2分钟，之后揉捏孩子耳尖1分钟，用指腹轻梳孩子头部30次即可。

2. 推天河水

天河水位于前臂正中内侧，腕横纹至肘横纹成一条直线。孩子感冒发烧时推拿，可以疏通肺经、清热解毒。在推拿的过程中要注意孩子的手部温度，如果孩子手变凉了，要及时停止。

操作：患儿取坐位或仰卧位，家长一只手握住患儿手部，使患儿掌面与前臂掌侧向上，另一只手食指、中并拢，蘸水，自腕横纹中点至肘窝，呈单方向推100~200次左右。

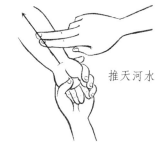

推天河水

3. 捏揉无名指指腹

无名指指腹是肝经、心包经经过之处，通过按摩可以起到清肝火、清热的作用，从而起到退热的作用。

操作：在孩子患病期间，家长可以经常用拇指、食指指腹捏揉孩子无名指指腹，每次捏揉100次，力度以孩子耐受为度。

疱疹性咽峡炎，
做好防治孩子少受罪

疱疹性咽峡炎是一种特殊类型的上呼吸道感染，多由柯萨奇 A 组病毒引发。除此之外，流行性感冒也是引发疱疹性咽峡炎的因素之一。所以此处将此病也列入感冒章节，帮助家长做好防范工作。

疱疹性咽峡炎好发于夏秋两季，主要侵袭 1~7 岁的儿童，潜伏期为 2~4 天，发病后以咽部疱疹为主要症状，并可伴随发热、咽痛、烦躁不安、厌食、呕吐、全身不适、吞咽困难、精神萎靡和惊厥等全身症状，全身症状一般在 4~6 天后可以自愈。

了解就医指南，防止疱疹性咽峡炎加重

1. 掌握疱疹性咽峡炎的病情

疱疹性咽峡炎一般分三个时期：水疱期、高烧期和溃疡期。对于孩子来说，溃疡期是最难受的时候，此时孩子虽然不发烧了，但是因为溃疡折磨，依然感觉疼痛，吃不下东西。此时如果孩子以流口水为主要症状，说明疾病恢复情况良好。如果仍然有精神差、肢体抖动、出冷汗、面色不好、四肢发凉、频繁呕吐、高热不退等症状，说明病情比较严重，应该及时去医院就诊。

2. 及时带孩子就医

因为疱疹性咽峡炎的疱疹主要生长在孩子的咽喉部位，如果靠近气管容易引发孩子呼吸困难，所以当家长喂饭、喂水时要观察孩子的吞咽动作。如果孩子因为异物感出现呛咳，导致呼吸困难，要及时带孩子去医院进行检查治疗。

3. 协助医生进行检查

由于引发疱疹的病毒种类很多，疱疹病毒侵袭的位置不同也会出现不同的临床症状，所以家长要尽可能地给医生提供孩子发病之前接触的人、事、物等，并安抚孩子的情绪，做好必要的检查，明确诊断。

4. 配合医生做好治疗工作

（1）抗病毒治疗。疱疹性咽峡炎是由病毒引起的，药物治疗自然是以抗病毒药物为主。输液治疗可以将药物迅速送达病所，起到立竿见影的作用，也可以配合中药制剂如双黄连、板蓝根、清咽冲剂等清热解毒药品协助西药进行抗病毒治疗，提高疗效缩短病程。另外，有些家长们会质疑为什么病毒感染医生却要使用抗生素（对抗细菌感染的药物）。原因是这样的，当孩子受到病毒侵袭的时候，抵抗力减弱，此时如果接触了细菌，很容易并发细菌感染，继而出现肺部感染及更严重的后果，导致免疫力进一步下降，使病情缠绵不愈，所以有经验的医生会在发现感染迹象时，将抗生素和抗病毒药物同时使用，力求使治疗顺利进行。

（2）对症治疗。在抗病毒治疗的同时，应用药物进行对症缓解，如高热可口服对乙酰氨基酚或布洛芬，亦用冰袋外敷进行物理降温；咽痛可含服咽喉片或进行雾化吸入治疗等，帮助孩子能更轻松地面对疾病，解除其对疾病的恐惧。

☼ 做好日常护理，促使孩子痊愈

疱疹性咽峡炎是可以通过增强自身抵抗力而自愈的，也就是说免疫力强的孩子在不做任何治疗的前提下可以自行好转。治疗的目的主要是为了尽快缓解症状和防止并发症的产生。作为家长，应该明确知道本病的特征和治疗目的，防止交叉感染及并发症。辅助孩子做到注意休息、居室通风、多饮水、流质饮食、补充维生素类等。

1. 注意口腔卫生

每天早、晚刷牙，饭后漱口，最好用淡盐水让孩子漱口。

2. 合理饮食，多喝水

因孩子突起高热，往往哭闹不止，拒绝进食。护理上要注意多洗手、多喝水，多休息，少量多次进食，以容易消化的流质或半流质为主，同时也要注意选择一些清淡给孩子补充营养，如米粥、面汤、果汁、菜汁等。不要进食辛辣、甜腻或油炸的食品。治疗期间，饮食上注意保持清淡，多喝温开水，多吃一些富含维生素的青菜、水果等。

3. 不要增加孩子消化负担

牛奶要少喝，最好不喝，因为疾病时期的孩子，胃肠功能较弱，而牛奶属于大分子蛋白质，不易消化和吸收，会加重孩子胃肠负担，还会产生额外的热量，加剧病情，给治疗疾病设置一道障碍。

4. 消毒隔离，避免传染给其他人

痊愈后，家长要注意保持孩子个人和室内的卫生，尽量不带孩子去嘈杂密闭的公共场所。因患过此病的孩子还会反复感染。为防止产生继发感染，局部可以使用止痛剂和抗病毒药物，孩子用过的食具一定要进行沸水消毒处理，避免造成染。

做好生活调理，孩子感冒好得更快

很多家长都觉得为什么我的孩子总是感冒，凡是感冒的高发季节没有能逃过的时候，这是为什么呢？其实这与日常生活习惯密不可分。家长要帮助孩子做好日常生活调理，孩子的抵抗力就能增强，患感冒的概率自然会降低，在不小心患了感冒之后也能好得更快。

了解免疫力，找到可以提高孩子免疫力的诀窍

日常生活中，很多方面的因素会对孩子的免疫力产生影响。比如孩子自身的年龄、营养状态、对环境温度变化的适应能力，室内装修、被动吸烟、季节因素、不合理使用抗生素等生活环境等等，都是造成孩子免疫力高低不同的因素。为此，家长可以针对这些方面，有的放矢地提升孩子的免疫力。

1. 调整营养状态

家长可以通过饮食，及时调整孩子的营养状态，以此来提升身体免疫力。对于有偏食、厌食习惯的孩子，要调整饮食习惯，强调均衡、多样化饮食，同时要补充优质蛋白类食物，以适应孩子各器官发育的需要。

2. 逐步培养孩子适应环境的能力

有句俗话说："若要小儿安，常要三分饥与寒。"说明孩子不能过度保

暖，可以通过呼吸冷空气、冷水洗脸及游泳等方法，提高孩子对寒冷的抵御能力，不要让孩子像温室里的花朵一样，经不起冷空气，避免一到季节交替，孩子就容易受到感冒的侵袭。

3. 注意卫生

家里要经常打扫卫生，保持干净、整洁。室内要多通风，减少不良气味，不要在家里吸烟，让孩子吸二手烟。注意个人卫生，家长、孩子都要养成勤洗手、勤洗澡的好习惯。家中所有的用品，比如床上用品、沙发套、地毯、厨房用具等，均要定期清洗、消毒。

4. 减少不合理药物使用

对于孩子来说，尤其要注意用药，比如抗生素、中成药等。如果给孩子调理身体，尽量以食疗、按摩为主。

做好生活调理，提升孩子感冒痊愈速度

1. 避免孩子与感冒患者多接触

感冒具有一定的传染性，家中有一个人感冒，往往全家都容易跟着感冒。所以家长要避免孩子与感冒患者多接触。家庭成员中有人感冒，要勤洗手，尤其是擤鼻涕后。孩子的生活用具、毛巾、碗筷等应跟感冒患者分开。在感冒高发季节尽量少带孩子去人多的公共场合。

2. 重视孩子的室外活动

家长要重视孩子的室外活动，经常带孩子去郊区、植物园等空气较好的地方运动、活动等。因为研究表明，经常在室外进行体育活动的孩子患感冒的概率明显低于经常待在室内的孩子。

3. 及时增减衣物

家长要注意天气变化，并且根据天气变化及时帮助孩子增减衣物，避免孩子因过于保暖或者受凉，患上感冒。

4.保持孩子大便畅通

无论孩子是否患有感冒，都要保持孩子的大便保持通畅，这是保障孩子身体健康的基础方式之一。因此当孩子大便不畅时，家长可以适当增加孩子对新鲜蔬菜、水果的摄入量，并适量食用维生素 E、油类含量较多的坚果类，多喝水。

除此之外，孩子患感冒后一定要彻底地、一次性治愈，尽量降低反复的概率。只要预防措施得当，合理提升孩子的免疫力，孩子一定会逐渐强壮起来，不再经常感冒。

多带孩子运动，
强健身体提高免疫力

众所周知，体育活动是促进身体发育和增强体质最有效的方法之一。适当的运动不仅能提升孩子抵抗疾病的能力，还能增强孩子的骨密度，帮助孩子长高，所以家长可以培养孩子对运动的兴趣，多带孩子运动。

☀ 适合孩子的运动

根据孩子的身体发育特点，适合孩子的运动也有所差别。对于绝大多数健康的孩子来说，跳绳、弹跳、跳皮筋、打篮球、踢足球、拍皮球、游泳、健美操、伸展体操、慢跑、芭蕾等都是可以发展的运动，能够锻炼孩子腰腿部的肌肉、关节及大脑皮层神经等，锻炼孩子的整体协调性，促进孩子长高的同时又不会伤害孩子身体。

不过家长需要注意的是，由于孩子正在长身体，每次的运动时间最好不要超过 1 个小时，在运动过程中，每间隔十几分钟要休息四五分钟再运动。一天的运动量不能过大，以运动后孩子不会感到疲惫为限，否则不仅达不到运动应有的效果，还容易损伤孩子的关节、肌肉等，影响孩子的正常生长发育。

☀ 运动不当，危害大

虽然运动有诸多好处，但是不同年龄段的孩子身体发育情况不同，因此不是所有的运动都适合孩子。如果孩子过早接触一些不适合的运动，或者运动量、运动强度超出其承受范围，反而会给孩子带来伤害。

一般来说，掰手腕不适合 4 岁以下的孩子，因为 4 岁以下的孩子各关节的关节囊比较松弛，坚固性较差，掰手腕容易发生扭伤。长跑、负重跑不适合 6 岁以下的孩子，因为这类运动对孩子的关节冲击力度较高，心肺功能要求较高，容易影响孩子的生长发育。学校里经常进行的拔河，并不适合 7 岁以下的孩子进行，因为拔河是一项对抗性较强的运动，而儿童时期身体的肌肉和固定关节的力量较弱，骨骼弹性大而硬度小，7 岁以下的孩子参加拔河很容易引发关节脱臼、软组织损伤、心率过快等。负重、收缩或压缩性的运动，比如举重、负重练习、杠铃、铅球、铁饼等，都不适合 10 岁以下的孩子，因为 10 岁以下的孩子肌肉力量弱、极易疲劳，过早让孩子进行浮肿锻炼，很容易导致局部肌肉过分强壮，影响身体匀称发育。蹦极、跳伞等极限运动不适合 12 岁以下的孩子，因为此时孩子的各器官发育尚未成熟，很难承受极具挑战性的极限运动。

当然，无论是适合孩子的运动，还是不适合孩子的运动都不局限于本节中所说的这些，日常生活中的运动多种多样，家长只要掌握好度，在不影响孩子生长发育及身体健康的情况下，正确引导孩子进行运动即可。

第五章
化"积"消滞，
孩子不积食才能胃口好、身体棒

　　孩子往往不太知道饥与饱，而家长又常常认为孩子吃得不够，所以很容易造成喂养不当的问题。由于孩子本身脾胃消化能力比成年人弱，遇到喂养不当便会形成积食，影响孩子的消化、吸收，还容易导致脾胃病症。本节教广大家长学会化"积"消滞，让孩子不积食、胃口好、身体棒。

饮食不节制，
是孩子易积食的主要因素

对于孩子来说，"积是百病之源"。因为脾胃乃先天之本，积食会给孩子的脾胃造成负担，影响孩子对营养的消化吸收，进而影响孩子的身体、智力发育。所以，对于积食，家长一定要高度重视。

通俗来讲，积食就是因为喂养不当，导致孩子对某些特定的食物摄入过多，超过了脾胃的运化能力，使食物停积在胃肠中，导致消化不良及一系列伴随症状的脾胃病证，也是一种小儿常见病。因此，饮食不节制是孩子容易积食的主要因素。

饮食没有节制，多指进食量过多或过度偏食。饮食过多导致大量的食物不能被脾胃所消化，导致食物停积于胃肠，造成脾运失常，气机瘀滞。而过度偏食，是指孩子过度偏爱某一类食物。孩子积食多与其偏爱肉类有关。大多数孩子都喜欢肉的味道，如果家长不加以节制，只要孩子喜欢就无限提供，那么孩子就会越吃越挑食，最后变得只喜欢吃肉，一口青菜都不吃，出现严重的偏食现象。

相信很多家长有过这样的体会，孩子只要一有点受风着凉，第一个症状就是出现扁桃体肿大，这就是长期食肉造成的一种"食火"表现，也是积食的一个外在反应。

中医学里有"肉食生痰"的说法，并不是说吃肉就会让孩子咳嗽咯痰，而是说过多食用肉类，会影响人的脾胃功能，导致体内津液代谢失常，化生痰浊。这种痰浊反过来又会困厄脾胃，使后来的食物难以消化吸收，这样的孩子更容易积食，形成恶性循环。

除了肉类，蛋、奶类、油炸食物、甜食也属于高热量的饮食，当孩子过多食用这些食物，而运动少时也会造成积食。所以，家长希望自己的孩子吃饭香、身体壮的同时，也不要忘了，这个前提是要保证孩子的身体健康。如果孩子偏食或者饮食过度，家长不要过分娇惯孩子，要及时节制孩子的饮食。如果家长自身存在总是怕孩子吃不饱而过度喂养的问题，则要摆正态度，及时纠正自己的错误做法，做到合理安排孩子的饮食，帮助孩子养成良好的饮食习惯。

百病积为先，孩子积食可能引发诸多后患

俗语有云："要想小儿安，三分饥与寒。"这话其实很有道理，很多孩子爱生病、体质弱，不是因为营养不良，而是因为孩子吃得太好了，家长太娇惯孩子，导致孩子养成了错误的饮食习惯，造成了积食。家长们不要轻视积食，很多的疾病都与它有关。

1. 积食导致发热

《脉经》中说："小儿有宿食，尝暮发热。明日复止，此宿食热也。"中医学中把积食导致的发热叫"积热"，孩子吃进的东西难以消化，食物都停滞在中焦脾胃，积滞时间一长就会化生内热，这种热由内向外蒸发，孩子的体温自然会上升，而且孩子的手足心温度也会明显上升。这个现象有点像农村用秸秆、粪便堆积发酵生成沼气或化肥，在这个过程中会产生大量的热。

2. 积食导致咳嗽

《黄帝内经·素问·咳论》中说："聚于胃，关于肺。"指出肺和胃是相关联的，饮食过度得不到胃的消化，导致积食可能会影响到肺，比如中医学中的"食咳"，就是饮食不当导致的一种咳嗽，这种说法源自于明代医学家李梴所著的《医学入门》一书："食咳因积食生痰，痰气冲胸腹满者。"很多家长不能理解，呼吸和消化是两个系统，它们是如何关联的，而积食又

怎么会引发咳嗽呢？因为从中医学的整体观念上考虑，五脏之间都是有联系的。脾为生痰之源，肺为贮痰之器。积食过久，脾胃虚弱，日久就容易化生痰湿，痰湿阻碍人体气机导致肺的功能减弱而咳嗽不止。

3. 积食与反复上呼吸道感染

积食与上呼吸道感染有什么关联呢？这个和上面"食咳"的原因类似。但是当这种原因导致上呼吸道感染时，有的家长会乱了阵脚，比如因为孩子反复发生上呼吸道感染，便以为孩子体质差，只要孩子患了上呼吸道感染就带孩子去输液，或者喂孩子吃祛火药，希望孩子尽快好起来。殊不知这样的做法会伤害孩子的脾胃，虽然这次病情被压下去了，但是孩子脾胃功能进一步受损，稍有疏忽，孩子积食了，便又会影响到孩子的抗病能力，在风、寒、湿邪的影响下，孩子又会患上上呼吸道感染，进而陷入恶性循环。其实这一切的根源在于孩子的脾胃。

4. 积食导致肺炎

这也是一连串的连锁反应：积食伤脾→脾虚生痰→痰贮于肺→痰阻肺道→郁久化热、伤肺→肺失宣降（咳嗽）→肺所主的皮毛不固（容易外感）→邪气入里（肺炎）。所以中医临床上治疗小儿肺炎会调理脾胃，化解积食。

5. 积食引发孩子咽喉痛

前面提到积食化火，而"火"的特性是"火曰炎上"，食火会向上焦发展直到喉咙，孩子会感觉到咽喉痛，中医里称之为"喉痹"。在治疗孩子咽痛的时候清喉利咽的中药配合一些消积导滞的中药，往往效果更佳。

6. 积食与头痛

患头疼病的孩子本来并不常见，但是经常有些小孩子向家长说自己头痛，这是为什么呢？家长应该注意孩子积食的可能。这种积食的头痛症，其常见的位置在前额。在中医的理论中前额是足阳明胃经循行所过的位置，脾胃消化出了问题，尤其是积食造成了经气运行不畅，不通则痛，孩子就会出现头痛。

7. 积食与便秘

孩子积食日久则会伤脾，脾的运化功能减弱，也就是消化食物的能力进一步减弱，再吃进的食物更加难以消化，堆积在肠胃，肠道传导失常，肠蠕动变慢。所以，有些家长一看孩子便秘了，就想到给孩子吃泻药。虽然当时有用，但过后更严重。因为它的病根儿不在这里。打个形象的比喻，您可以把积在肠道里的大便想象成船，肠道里的水少了，大便下不去，那就"增水行船"，多让孩子喝水，河（肠道）里的水多了，船自然就能起动了。

8. 积食与泄泻

泄泻就是腹泻、拉肚子。中医上说，积食常与"风寒""湿热""暑湿"之邪相兼并存，交结胃肠，脾胃气机难复升降之常，所以积食会导致泄泻反复发作，难以治愈。

9. 积食与贫血

前文讲到，积食容易导致脾虚，而脾为气血生化之源，所以积食时间久了，小孩子容易血虚。从西医上说，孩子脾胃不好，就容易偏食厌食挑食，营养不均衡，时间长了就会贫血。所以，贫血的时候也应当调理脾胃。

10. 积食与惊啼

《素问·逆调论》中说："胃不和则卧不安"。饮食停滞于胸中，导致气滞不行，出现胀满、腹痛，则孩子不能安枕而眠或者眠而不安。另外，积食也会化热，内热扰动心脾，心神不安，则孩子夜间惊啼不止。

11. 积食与荨麻疹、丘疹样荨麻疹

小儿积滞日久，容易损伤脾胃，导致郁而化热、聚湿生痰。而脾主肌肉四肢，热、痰、湿相合，外发于肌肤，容易导致荨麻疹等皮肤病。另一方面，脾胃损伤，正气不足，易感外邪，容易感染传染性疾病。这时候，光用一些外用药肯定不行，还要加上消食和胃的药，帮助孩子调理脾胃，顾护正气。

孩子是否积食了，九个要点来判断

前文中我们已经讲了积食出现的原因，以及积食对孩子的健康会造成的不良影响。但是积食作为一种内在性的病症，如果孩子不说或者不会表达，家长们应该怎么判断孩子是否积食了呢？本节为家长们总结了以下判断要点。

1. 闻孩子的口腔气味

一般身体健康的孩子，口腔的气味会比较清新，可能有淡淡的奶味，也可能稍微有些口气，但是不会出现比较严重的口臭。如果感觉孩子口中的味道很重，较以前变化很大，而且排除了龋齿、没有刷牙等问题，则有可能是积食导致的。积食严重的情况下，孩子还会出现呕吐的情况，吐出物多是散发着酸臭味的未消化食物。

2. 观察孩子大便情况

如果孩子存在积食的情况，大便次数会变多，甚至会有腹泻的症状出现。不过即使腹泻，孩子也不会有畅快淋漓的感觉，大便往往粘腻不爽，冲厕所后往往会发现仍有大便粘在马桶壁上。更重要的一点是孩子的大便很臭，古人说"臭如败卵"就是这个意思，即大便有腐败的臭鸡蛋的味道，这也是判断孩子是否积食非常重要的一点。

3. 看舌苔

如果孩子积食了，舌苔从中间部位开始会变得很厚，而且颜色可能会由正常的白色变为黄色。中医学认为，舌苔是脾胃之气上蒸的表现，当孩子积食时，湿热之气加重，上蒸到舌头就表现为黄、厚、腻的舌苔。建议家长们要经常观察孩子的舌苔情况，动态观察孩子的舌苔变化，判断孩子是否存在积食的情况。

4. 观察孩子食欲

孩子刚开始积食，食欲很差，一点东西都不想吃，这往往是食物积在胃部，胃不能受纳了。但是如果积食时间长了，胃中有热，则可能会总觉得肚子饿，但是吃完了肚子又胀，很快又会泻出去，这是积食时间较长损伤了胃气的缘故。最严重的情况是孩子很能吃，而且很想吃，但是孩子四肢消瘦，但肚子大，这是积食日久已经严重损伤了孩子的消化吸收功能，直接影响到孩子的生长发育。

5. 看脸色

积食的孩子脸色发红，而且局限在颧骨，往往是比较凝聚的一块，往往是在右侧的颧骨部。有的家长会觉得是孩子自己用手抓挠所致，其实这往往是积食的一种外在表现。

6. 晚上睡觉不踏实

积食的孩子，晚上睡觉很不老实，喜欢来回翻动，手脚乱舞、牙关紧咬、不断翻身，年龄较小孩子，睡眠质量会很差，在睡觉的时候还会哭闹，这就是中医所讲的"胃不和则卧不安"。

7. 感受孩子手脚掌心温度

积食的孩子，手脚心温度较高，甚至出汗，有种热气往外蒸的感觉，而手背不热，细心的家长很容易发现。这是因为积食的孩子常有胃热，热气蒸腾到手脚心，所以会导致温度升高。

8.看眼袋

很多小孩子也是有眼袋的，尤其是平时喜欢吃肉食的孩子，食肉过量导致肉积日久，往往下眼袋大，而且有暗红色。此类孩子往往积滞日久已经伤了脾胃阴液，治疗应该在消食的同时兼养脾胃正气。

9.饭后肚子胀痛、腹泻或便秘

孩子总是在喊自己的肚子胀、肚子疼，如果家长去摸一下孩子的肚子，发现的确是鼓鼓的。或者出现腹泻，但每次都排不干净，大肠内总有应排而没排出的排泄物，时间久了排泄物里剩余的水分会不断被大肠吸收，从腹泻转变为便秘现象，影响孩子身体健康。

吃饭不能顺着孩子的脾气吃，要顺着脾胃吃

家长都知道要想孩子少生病，需要合理饮食的道理，但是往往因为不舍得孩子哭闹或者拗不过孩子的脾气而放弃，让饮食顺着孩子的脾气，只要孩子能吃就行了。但是这种做法容易损伤孩子的脾胃，造成脾胃损伤。所以吃饭不能顺着孩子的脾气吃，而要顺着孩子的脾胃吃。

中医学认为，一年并非四季，而是春、夏、长夏、秋、冬五季。长夏是指七八月份的时候，这段时间的气候以暑湿为主。湿邪最容易困脾，对于脾胃功能尚未十分完善的孩子而言，最容易在长夏发生胃肠道疾病。

长夏天气闷热潮湿，周遭环境易于返潮，人体内也处于一个"湿邪较盛"的环境。如果孩子体内湿气太重，脾脏的负荷较大，就会导致脾虚，表现为食少、饮食不香、食后腹胀、四肢乏力等症状。而且脾湿会产生痰湿，痰湿内阻后，湿气更难排出。中医有"长夏最宜养脾"之说，而长夏养脾重点在于防止湿气侵袭，特别是在饮食上要注意顺应孩子脾胃的特点。

1. 增加苦味食物

老一辈家长经常说孩子多吃点苦的好，能败火。长夏酷暑炎热、湿气较重，中医学认为吃苦味的食物能清泄暑热、健脾燥湿，增进孩子的食欲。研究表明，苦味的食物中含有生物碱，具有消暑清热、促进血液循环的作用。

因此长夏应适当地增加一些苦味食物的摄入。苦味食物中具有代表性的就是苦瓜，苦瓜具有清热消暑、养血益气、补肾健脾、滋肝明目的功效，并且含有丰富的维生素 C，能治疗胃部不适、感冒、小儿腹泻、呕吐等疾病。

2. 食用黄色食物

脾与五色中的黄色相对，中医学认为黄色的食物能入脾，有护养脾胃的功效，因此家长平时可以给孩子多吃点黄色的食物。黄色食物以谷物粮食为主，含有丰富的膳食纤维，有利于食物的消化和吸收，并且大多富含维生素 A，对于肠胃也有很好的保护作用。

3. 少食冷食、冷饮

长夏暑湿之时，天气炎热，出汗较多，很多家长认为气候炎热之时应喝冷饮吃冷食，起到一定的祛暑降温作用。但是过食生冷、寒凉之物易伤脾胃，这样的饮食方式对孩子非常不利。对于消化功能尚未成熟的孩子而言，长夏暑热湿邪的侵入，已经影响了脾胃消化吸收功能，而过食冷食、冷饮，会使胃肠道温度下降，引起不规则收缩，诱发腹痛、腹泻等疾病。因此，家长应及时控制孩子对生冷食物、冷饮的摄入量，避免损伤脾胃。

4. 多吃豆类

长夏，特别是炎热的三伏天可以多吃豆类食物，因为豆类大多具有健脾利湿的作用。适宜长夏吃的豆类有绿豆、黑豆、白扁豆、荷兰豆等。绿豆味甘，性凉，具有清热除湿、健脾的功效；黑豆味甘，性平，具有养脾益肾的功效；白扁豆味甘，性微温，有健脾化湿的功效；荷兰豆味甘，性平，有健脾益气的功效。

只有按照以上方法，顺着脾胃"喜欢"的饮食去吃，孩子的脾胃才能越养越好。家长再注意调节孩子的休息与运动，便能让孩子更健康。

不同年龄段的孩子，有相应的饮食结构

家长都知道要给孩子安排合理的饮食，但是随着孩子的成长，身体对营养的需求也有所不同。每个成长时期，如何给孩子提供一个科学的、平衡的、合理的膳食方案是每位父母关心的事情。下面将孩子在不同年龄段的相应饮食用形象的膳食宝塔来介绍，让孩子的饮食变得一目了然。

膳食宝塔共分5层，包含5类每天应吃的主要食物，每一类食物不能互相替代。宝塔各层位置和面积不同，这在一定程度上反映出各类食物在膳食中的地位和应占的比重。孩子和成人一样拥有自己的膳食宝塔，并且不同年龄的膳食结构又有所不同，与成人相比更加具体。

1.0~6个月孩子的膳食宝塔

0~6个月孩子的膳食宝塔只有一层，就是母乳。母乳是0~6个月孩子最主要、最理想的食品。母乳营养全面，且比例合理，只要母乳充足，完全能够满足这一阶段孩子的生长需求。母乳中含有的必需脂肪酸，能促进孩子脑细胞发育。母乳中还含有丰富的抗体，有利于增加孩子的免疫力，且不易导致过敏反应。

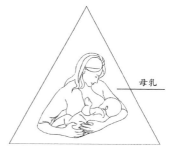

0~6个月孩子的膳食宝塔

母乳可分为初乳、过渡乳和成熟乳。其中，初乳富含丰富的营养和免疫活性物质，对孩子极其重要。因此，新生儿应尽早开奶，保证孩子的第一口母乳。母乳喂养的方式应该是按需喂奶，一般每天喂6~8次。母乳中80%是水，因此，纯母乳喂养的孩子一般不必再喂水。但母乳中维生素D和维生素K含量较低，因此家长应常抱孩子到户外活动，适当地接受光照，帮助孩子自身合成维生素D。妈妈也可以多吃些绿叶蔬菜、蛋黄、奶类等食物，有助于补充维生素K。

2. 6~12个月孩子的膳食宝塔

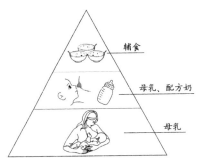

6~12个月孩子的膳食宝塔

6~12个月的孩子处于快速生长发育期，单纯的母乳喂养无法满足其生长需要，因此从6个月开始要逐步添加辅食。6~12个月孩子的膳食宝塔分为3层。底层是母乳，此阶段母乳仍为主要食物；中间层是配方奶粉，可补足母乳不够的部分，母乳和配方奶的总量在600~800毫升即可；最上层是果泥、菜泥、粥等辅食。辅食添加的顺序是先添加谷类食物如米粉，其次是添加蔬菜汁，再次是添加水果汁，最后添加动物性食物。添加辅食应由少到多、由稀到稠、由细到粗、由一种到多种。

3. 1~3岁孩子的膳食宝塔

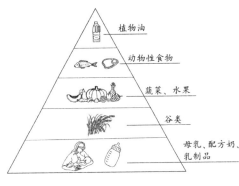

1~3岁孩子的膳食宝塔

1~3岁孩子的生长发育速度较之前变缓，但对营养的需求较高。其膳食宝塔可分为5层。最底层仍为母乳和乳制品，继续母乳喂养可持续至2岁，断奶的孩子则要保证每天350毫升配方奶的摄入量；自下向上的第二层为谷类，每天需要摄入100~150克；第三层为蔬菜和水果，每天需要摄入150~200克；第四层为鱼禽肉蛋等动物食物，每天需要摄入100克；顶层是植物油，每天需要摄入20~25克。另外，此时期的孩子每天需水量为1250~2000毫升，其中一半的水需要直接饮用，以白开水为主。

4.学龄前孩子的膳食宝塔

学龄前孩子的膳食宝塔为5层。自下而上第一层为谷类，如米饭、面条等，每日需摄入180~260克；第二层为蔬菜水果类，蔬菜每日需摄入200~250克，水果每日需摄入150~300克；第三层为鱼虾、蛋、肉类，鱼虾每日需摄入40~50克，肉类每日需摄入30~40克，蛋类每日需摄入60克；第四层为奶、豆类，奶

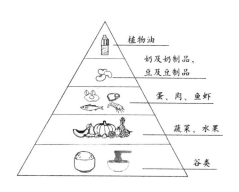

学龄前孩子的膳食宝塔

及奶制品每日需摄入300~400克，大豆及豆制品每日需摄入25克左右；最顶层为植物油，每日需摄入25~30克。

5.6岁以上孩子的膳食宝塔

6岁以上孩子的膳食宝塔基本和成人一致，分为5层。自下而上第一层为水、谷类，水每日需摄入1200毫升，以白开水为主，谷类每日需摄入250~400克；第二层为蔬菜、水果类，蔬菜每日需摄入300~500克，水果每日需摄入200~400克；第三层为肉、鱼虾、蛋类，肉每日需摄入50~70克，鱼虾每日需摄

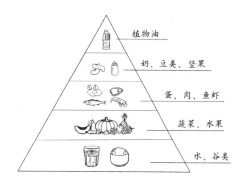

6岁以上孩子的膳食宝塔

入 50~100 克，蛋每日需摄入 25~50 克；第四层为奶、豆类，奶及奶制品每日需摄入 300 克左右，大豆及坚果每日需摄入 30~50 克；最顶层为植物油，每日需摄入 25~30 克。

孩子的膳食宝塔是在营养上比较理想的膳食模式，家长可以通过膳食宝塔，更加合理、多样化地搭配孩子的一日三餐。让饮食满足孩子在各个时期的生长发育需要，全面提升孩子自身的免疫机能，更有效地抵抗疾病。

孩子的饮食，
应讲究定时定量、全而杂

孩子正处于身体和智力高速发展的关键时期，必须获得充分的营养物质，因此通过改善饮食来调养脾胃、补充营养显得十分重要。

近年来，随着人们生活水平的不断提高，孩子的营养状况得到了很大改善，但仍存在着较多不良的现象。由于孩子偏食挑食，能量和营养摄入不足，不能满足身体代谢的需要，仍然有不少孩子患有贫血、生长发育迟缓等疾病。不合理的摄入高营养、高蛋白、脂肪含量较高的食物，摄入的热量超过了身体代谢的需要，导致肥胖型的孩子日益增多。除此之外，孩子食用大量膨化食品、碳酸饮料，也会影响其食欲，并导致其营养摄入不足。由此可见，虽然生活水平得到了较大提高，但孩子的营养状况仍不容乐观。

平衡膳食是解决这一问题的重要措施。现代营养学认为，人体所必需的营养素主要分为 7 大类：蛋白质、碳水化合物、脂肪、维生素、纤维素、矿物质、水。家长要根据孩子身体的需要以及食物中各种营养物质的含量，设计饮食方案，使孩子体内摄入的蛋白质、脂肪、糖类、维生素和矿物质等几大营养素全面而合理。

1. 注意蛋白质的摄入

蛋白质分为 2 大类：一类是不能由人体自行合成，必须从外界食物中摄取，即所谓的"必需氨基酸"；另一大类则是可以通过人体自身合成来补充的氨基酸，被称为"非必需氨基酸"。食物所含有的各种必需氨基酸的含量是决定该食物营养价值的主要因素。其中，植物蛋白主要来源于玉米、小麦、大豆、坚果等；动物蛋白主要来源于鱼、肉、乳、蛋等。家长平时应让孩子广泛摄入这些食物。

2. 注意碳水化合物的摄入

碳水化合物也称糖类，是人体能量的主要来源，人类消耗的大多数热量来源于碳水化合物。如果孩子碳水化合物摄取量不足，会使其成长发育变得缓慢。碳水化合物的主要来源是各类主食如米饭、馒头、面条，以及某些水果、坚果等。所以家长千万不要让孩子用零食代替主食，也不要光吃菜不吃饭。

3. 注意脂质的摄入

脂质维系着人的身体发育及健康，同时对大脑起着重要的作用。对处于生长发育关键时期的孩子而言，脂质类食物不可或缺，但也不能过量摄入。脂质类食物分为 2 类：一类是饱和脂肪酸，其主要来源于肉类、蛋、奶等；另一类是不饱和脂肪酸，主要源于花生油、橄榄油等植物油。要注意孩子对这两类脂肪酸摄入的比例，两者要兼顾，不能偏重，不过肥胖的孩子则应以摄入不饱和脂肪酸为主。

4. 注意维生素的摄入

维生素分为 2 类：一类是脂溶性维生素，如维生素 A、维生素 D 等；另一类是水溶性维生素，如维生素 C、B 族维生素等。虽然维生素参与人体很多生理活动，但并不是补得越多越好，过量摄取维生素同样会对人体产生危害，滥补维生素可能会引发中毒，这也是很多家长在给孩子补充维生素时的误区。所以，家长不必特意给孩子买各种维生素片，只需通过饮食摄取，达到膳食标准即可。其中，富含维生素 A 的食物有胡萝卜、各种豆类、绿叶菜等；富含 B 族维生素的食物有酵母、麦芽等；富含维生素 C 的食物有各种蔬菜、水果等；富含维生素 D 的食物有鸡蛋、牛奶、鱼肝油等。

5. 注意纤维素的摄入

纤维素也是一种多糖类，其主要作用在于维持消化系统的功能。孩子适当补充纤维素可以促进肠道消化，防止便秘。常见富含纤维素的食物有各类粮食、水果、蔬菜。

6. 注意矿物质的摄入

矿物质种类较多，以钙、铁、锌等矿物质为主，在孩子的生长发育中起着不可或缺的作用，千万不可忽视。钙对骨骼和牙齿的发育起重要作用，并且参与神经兴奋性调节，对孩子来说，奶制品易被人体吸收，是孩子补钙的最好方式；铁参与合成血红蛋白，与免疫、消化功能的强化和体力、智力的发育密切相关，含铁丰富的食物有动物血制品、瘦肉、蛋黄、红糖等；锌可促进孩子的生长发育、食欲及增强免疫功能，含锌量较多食物有海鱼、牛肉等。

7. 注意水的摄入

水是营养物质的载体，为人体清除"垃圾"，还可以维持体温和血压。家长应该教孩子养成多喝水的习惯，不要放纵其养成喝饮料的习惯。每天足量饮水，孩子最好的饮料是白开水。

适度饿一饿，
有效防治孩子积食

很多家长，特别是老人在养育孩子的时候，生怕孩子吃不饱，在吃饭的时候使劲地喂，饭后还时不时再给孩子添点水果、零食。其实这样的喂养方式长此以往下去，不仅不会强健孩子的身体，还容易影响孩子的脾胃健康。在孩子健康成长的过程中，科学合理的饮食习惯是必不可少的。

孩子具有独特的生理病理特征，不同于成年人，其体质也具有特异性。关于孩子的体质问题，中医学中主要有"纯阳"学说和"稚阴稚阳"学说。"纯阳"学说的"纯阳"，是指孩子就像是旭日初升一样，生机蓬勃、发育迅速，很多家长都能感受到孩子的精力旺盛、活泼好动。孩子的这一体质特性，就要求每天的营养供应必须要非常充足，才能满足其不断生长发育的需要。但同时，孩子五脏六腑的发育又是不成熟的，脾胃的形态和功能均不完善，因此消化系统功能较弱，这也就是另一种体质学说——"稚阴稚阳"学说。

这两方面是相互矛盾的，一方面小儿"纯阳"之体，生长发育迅速，对物质营养成分需求较多；另一方面，小儿"稚阴稚阳"之体，脾胃及五脏六腑发育较慢，承受不了过多的食物。这就是小儿需要较多的营养物质与脾胃功能薄弱的矛盾。在这一阶段，如果家长不能节制孩子的饮食，任由孩子自己想吃多少就吃多少、想吃什么就吃什么的话，就容易损伤孩子的脾胃，"饮食自倍，肠胃乃伤"说的就是这个道理。脾胃受损，影响孩子的身体健康，导致积滞、疳积、厌食、腹痛、泄泻、呕吐、便秘、口疮等疾病。

因此，在饮食多样化，保证孩子营养充足的基础上，可以适当减少孩子的饮食量，以每餐八九分饱为宜。如果孩子不到三餐的正常时间就饿了，可以选用水果、坚果等健康的小"零食"作为孩子的间餐，适量给孩子食用。既能增强孩子的饱腹感，还能补充多样营养元素，不会造成积食，对孩子来说非常适合。

捏脊推拿吃山楂，消积倒滞好办法

积食是孩子成长过程中的常见现象，由于它会直接影响孩子的消化功能，诱发其他的病症，所以对于孩子积食家长千万不要小觑。要找准方法，及时调理。其中捏脊、吃山楂是比较基础的两大调理方法。

捏脊，安全健康的消积方法

捏脊又称"捏积"，是一种给孩子的按摩手法，家长用两手沿着脊柱的两旁，用捏法把皮捏起来，边提捏，边向前推进。在晋代医学家葛洪所著的《肘后备急方》中就有记载："粘取其脊骨皮深取痛引之，从龟尾至顶乃止。未愈更为之。"这种手法有平衡阴阳，舒筋通络，行气活血，调整脏腑等作用，在中医推拿中非常常见，可以用于孩子积食引起的食欲不振、消化不良、腹泻、失眠及疳积、感冒、发烧等症状。孩子积食、感冒、发烧、咳嗽，去医院打针吃药最让家长头疼、孩子反感，怎么办呢？不妨在家里给孩子捏捏脊，不仅可以促进孩子生长发育，还可以强身健体，防治多种疾病。最重要的是，捏脊法不打针，不吃药，在家里就可以操作。

更具体一些来说，捏脊是通过刺激人体背部正中的督脉带发挥效果的一种按摩方法。督脉为人体阳气汇集的地方，它的畅通与否直接影响了人体功能的发挥。督脉两侧均为足太阳膀胱经的循行路线，有很多脏腑体表投影的穴位。在脊柱两侧还分布着夹脊穴，当第一胸椎至第五腰椎棘突下两侧，后正中线旁0.5寸，一侧17穴，左右共34穴，这些穴位连同脏腑，刺激这些穴位有治疗体内脏腑的作用。督脉和膀胱经是人体阳气最旺盛的地方，也是人体抵御外邪的第一道防线。所以通过捏脊疗法，可以疏通经络，调整人体阳气运行，达到调整脏腑的作用。

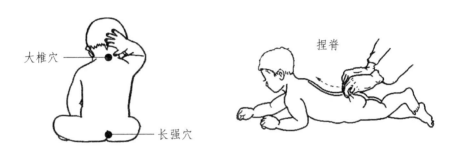

操作：①让孩子俯卧在床上，背部保持平直，安抚孩子，让孩子的肌肉放松。②家长站在孩子后方，两手的中指、无名指和小指握成半拳状，食指半屈，用双手食指中节靠拇指的侧面，大拇指与食指相对。③抵在孩子的尾骨处，向上捏起皮肤，同时向上捻动。两手交替，沿脊柱两侧自长强穴向上边推边捏边放，一直推到大椎穴，算做捏脊一遍。④重复之前的手法，但每捏3下需将背部皮肤向上提一次。再重复第一遍的动作两遍，共6遍。⑤最后一遍（第六遍）用两拇指分别自上而下揉按脊柱两侧3~5次。⑥一般每天捏一次，连续7~10天为一疗程。疗效出现较晚的孩子可连续做两个疗程。

在捏脊的时候，为了保证疗效和安全，家长要注意以下问题。

1. 时间

捏脊在早晨起床后或晚上临睡前进行，疗效较好。捏脊前要让孩子露出整个背部，力求背部平、正、肌肉放松。每次捏脊时间不宜过长，以3~5分钟为宜。

2.手法

家长们要将指甲要修整光滑，手部要温暖，手法宜轻柔、敏捷，用力及速度要均等，捏脊中途最好不要停止。

3.年龄

捏脊疗法适于半岁以上到 7 岁左右的孩子。年龄过小的孩子皮肤娇嫩，掌握不好力度容易造成皮肤破损；年龄过大则因为背肌较厚，不易提起，穴位点按不到位而影响疗效。

4.禁忌

捏脊时，室内温度不能太低，以 24~27℃ 为宜。孩子背部皮肤有破损，患有疖肿、皮肤病等时不宜进行捏脊疗法。

吃山楂消积食，吃对才可以

山楂味酸、甘，性微温，入脾、胃、肝经。可以消积食、散瘀血、驱绦虫。研究表明，山楂富含多种有机酸，可以增强胃液酸度，提高胃蛋白酶活性，促进蛋白质的消化；含有脂肪酶，能促进脂肪的消化；富含维生素、矿物质等成分，可以增进食欲等。而且山楂对胃肠运动功能具有调节作用，对痉挛状态的胃肠平滑肌有抑制作用，对松弛状态的平滑肌有兴奋作用。所以家长可以在孩子积食时，可以通过以下巧用山楂的食疗方来化解孩子的不适。

1.山楂莲子粥。山楂莲子粥具有温胃健脾的功效，适合积食，尤其是脾阳不足导致积食的孩子食用。

做法：山楂 50 克，莲子 20 克，粳米 100 克。山楂去蒂，洗净，切开、去核；粳米淘洗干净。锅中倒入适量水，放入粳米大火煮沸，加山楂、莲子，转小火熬煮成粥即可。如果是给年龄较小的孩子食用，家长可以将山楂、莲子碾碎，粳米放入锅中炒黄盛出碾碎后，再一起煮成糊状给孩子食用。

2.胡萝卜山楂煎。胡萝卜山楂煎不仅可以调理孩子积食，还能调理孩子积食导致的腹泻症状。家长可以每天做一次，分次喂给孩子食用，一般连服2~3天可见效。

做法：胡萝卜2根，炒山楂15克，红糖适量。胡萝卜洗净，切片，放入锅中，加炒山楂、红糖和适量水大火煮沸，转小火煮至胡萝卜熟烂即可。

3. 山楂鸡内金。山楂鸡内金中所用的山楂、麦芽、神曲炒焦合用有"焦三仙"的美誉，是消食化积的常用药，而且效果更强。如果孩子食积比较严重，可以按照以下方法做好后，每次取3克，每日3次给孩子服用。

做法：山楂、麦芽、神曲、甘草、鸡内金各3克。放入砂锅中，加适量水大火煮沸，转小火煮15分钟，关火晾凉，倒入玻璃杯中，放入冰箱保存即可。

4. 山楂饼。山楂饼具有健脾导滞、和胃助食的功效，而且味道好，孩子更容易接受。如果孩子不喜欢其他的山楂制品，家长可以做山楂饼尝试一下，看孩子是否可以接受。

做法：山楂、怀山药各300克，白糖适量。山楂去蒂，洗净，切开去核；怀山药去皮，洗净，切块。山楂、山药放入碗中，加白糖搅拌均匀，上锅隔水蒸熟。取出搅拌均匀，放入模具中压制或者直接压制成小饼，给孩子食用即可。

不过，想要发挥山楂消食化滞的功效，需要注意以下事项。

1. 有些食物不宜同食

在孩子食用山楂时，最好不要给孩子吃猪肝、海鲜、人参、柠檬等，以免相互制约，影响营养成分的吸收和功效发挥。

2. 适量

山楂消食导滞、收敛的作用很强，脾胃虚弱、感冒的孩子尽量少吃，以免导致腹泻或者延长感冒时间。而且，家长最好少让孩子食用加工过的山楂，如果丹皮、山楂片等，这些山楂制品为了降低山楂的酸度，往往添加了大量的糖，吃多了反而容易导致孩子厌食，对孩子的生长发育也不利。

3. 及时漱口

孩子吃山楂或者山楂制品后，家长要让孩子及时漱口或者刷牙，以免酸性物质对孩子的牙齿造成损伤。

积食类型不同，
按摩与食疗方也有区别

积食是有不同类型的，家长在常规应对的方法外，对不同类型的积食还应有针对性的调理方案。

一般情况下，按积食的部位来区分，积食可以分为胃积和脾积；按照积滞的食物是否存在可以分为有形积食和无形积食；按照孩子的身体阴阳情况不同，可以分为冷积和热积。家长可以根据孩子的具体情况来选择合适的调理方法。

胃积和脾积

1. 胃积

胃积是指食物积聚在胃肠道上，这样的积食一般与孩子近期吃得过多、过饱，或者吃了不好消化的食物有关。食物堆积在胃部，难以得到及时、充分消化，胃受纳功能受到影响，表现在舌苔厚且黄、肚子胀、有口气、大便干结、腹部胀满。胃积比较常见，也比较好处理，一般采取按摩、食疗中以消食导滞、通便为主的方法为主。

（1）揉板门。板门位于拇指大鱼际中点，有理气健胃、化食消积的功效。

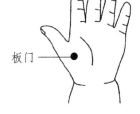

操作：家长用拇指顺时针点揉孩子拇指大鱼际中点，点揉 3~5 分钟即可。

（2）按揉天枢穴。天枢穴位于肚脐两侧旁开 2 寸。有疏导大肠、降气通便的功效。

操作：家长用食指和中指指腹按揉孩子天枢穴，左右两侧穴位各按揉 3 分钟，力度适中，以不按痛孩子为度。

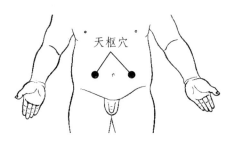

（3）糖炒山楂。有清肺、消食的功效。每顿饭后让孩子吃 3~5 勺，可以促进消化，尤其是对吃肉过多引起的胃积调理效果更佳。

做法：山楂 50 克，红糖适量。山楂去蒂，洗净，切开去核，切碎。锅中放入红糖，加少许水，小火炒化，加山楂翻炒至闻到酸甜味（约 5~6 分钟）即可。

2. 脾积

脾积的孩子平时就吃得不多，吃一点就觉得腹部胀满，主要是因为孩子的脾胃功能差，脾气虚弱，运化功能差，不能把食物很好地转化为水谷精微，通过脾传输到肺，进而输布全身，而是全部积蓄在中焦，形成了痰湿，将无力运化的食物排出去，所以脾积的孩子常有腹泻症状，大便不成形。这样的孩子抵抗力偏低，也会出现厚苔，一般是白苔多，而且齿痕舌多，针对这种情况我们一般采取健脾助运的方法。

（1）摩腹。摩腹主要针对孩子肚脐周围的全腹部，有温中建运、行气化湿的功效。

操作：家长四指并拢以孩子肚脐为中心，顺时针摩擦全腹部，操作 5 分钟，让孩子肚子微微发热最好。年龄稍大的孩子可以采用揉腹的方式，即有一定的渗透力进行。

（2）按揉足三里穴。足三里穴位于小腿前外侧，外膝眼下 3 寸，胫骨前嵴外 1 横指处。有健脾强胃、益气祛湿的功效。

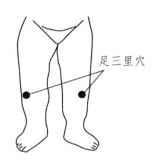

足三里穴

操作：家长用拇指指腹按揉孩子左右两侧的足三里穴 50~100 次，力度在孩子能承受的范围内稍微重一些，以足三里穴产生轻微的酸胀为宜。

（3）山药麦芽米粥。日常佐餐给孩子食用，有调补脾胃、滋阴养液的功效。适用于小儿积食不消、吃饭不香、体重减轻、面黄肌瘦等。

做法：干山药片、大米各 100 克，生麦芽 20 克，白糖适量。大米、生麦芽洗净，连同干山药片一同碾碎，放入锅中加水熬煮成粥即可。

有形积食与无形积食

1. 有形积食

积滞的食物还在，属于有形积食，其实有形积食就是上面咱们介绍的脾积和胃积的总称，此时只需要按照以上方法把积滞清掉，再稍稍调理脾胃就好了。这里不再多作介绍。

2. 无形积食

无形积食往往是慢性的，是指积食长期得不到有效的调理而伤害了脾胃的运化功能，导致运化无力，形成脾积。脾积时间久了，孩子正气不足，痰湿庸盛，便会成为无形积食。脾积不同于胃积，脾积是孩子吃得很少就会发生积食，胃积是孩子吃得多或者吃了不好消化的食物会发生积食，而无形积食是脾虚痰湿所致，孩子没吃东西也会出现脾胃不适的症状。积滞的食物早已不存在了，但是脾胃却依然无法正常运行，非常容易发生消化系统疾病。

因此家长可以通过以下方法帮助孩子进行调理。

（1）顺运内八卦。以掌心内劳宫穴为中心，从掌心到中指根横纹处约2/3位置处作为半径，以此画一个圆，便是内八卦。有理气宽胸、顺气化痰、消宿食、降胃逆、调和五脏等功效，适用于积食内伤、腹胀、胀闷、呕吐等。

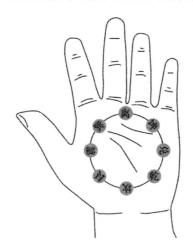

操作：将孩子的掌心向上，家长一只手固定住孩子除拇指外的4指，并按压住"离"卦的位置，另一只手的食指、中指加持住孩子拇指，用拇指的罗纹面，沿顺时针方向，从"乾"卦运至"兑"卦。如此操作100~500次或1~5分钟。

（2）分推腹阴阳。腹阴阳是指中脘穴与两胁下之软肉处。有健脾和胃、理气消食的功效，是防治积食以及其引发的腹胀、腹痛的常见方法。

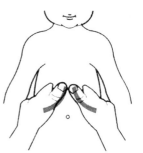

操作：家长搓热双手，以双手大拇指沿两肋边缘向两边分推200~300下，力度以孩子耐受为度。

（3）猪骨汤。猪骨汤营养丰富，添加了以下药食两用的药材之后，可以起到健脾益气、化痰祛湿的功效。如果孩子经常脾胃不适，可以日常佐餐常喝，能整体调理无形积食。

做法：芡实、怀山药（干品）、太子参、陈皮、麦芽各10克，猪骨

300克。芡实、怀山药、太子参、陈皮、麦芽冲洗干净，装入纱布包中封口。猪骨洗净，放入锅中，加水大火煮沸，撇去浮沫，加纱布包，转小火慢炖2个小时以上，加盐调味即可。

☀ 热积和冷积

1. 热积

孩子处于生长发育的过程中，体质较成年人弱，常有阴阳不足的情况出现。如果孩子阴常不足，那么积食以后积滞容易化热，导致湿热积滞为患，形成热积。

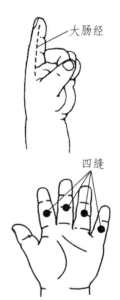

（1）清大肠。大肠经位于食指桡侧（食指靠近拇指的那一侧面）到合谷穴（虎口）的连线处。有清热祛湿、通腑泻热的功效。

操作：家长用拇指按在孩子食指外侧，自指根推向指尖，这样循环操作3~5分钟。

（2）掐四横纹。掐四横纹又称为掐四缝。四横纹位于手掌面，食、中、无名、小指第一指间关节横纹处。有退热除烦、散结行气等功效。

操作：①让孩子手心朝上，家长一只手固定，另一只手的拇指指腹从孩子的食指横纹推向小指横纹2分钟。②用拇指甲掐孩子的四横纹，3分钟。③每只手操作5分钟，总体力度以孩子耐受为宜。

（3）白萝卜芦根粥。有清热顺气、健胃的功效。日常佐餐给孩子常食，对于防治小儿热积、腹胀等效果良好。

做法：白萝卜半个，鲜芦根10克，大米50克，红糖适量。白萝卜、芦根、大米分别洗净，白萝卜切小块。锅中倒入适量水，放入白萝卜、芦根煮

30 分钟，加大米熬煮成粥，加红糖煮至溶化即可。

2. 冷积

孩子素体阳虚，积食很容易伤到脾阳，导致孩子的阳气不足，这就是冷积。冷积在有积食的症状同时，还会伴随怕冷、四肢厥冷、腹痛、腹泻等症状。冷积对孩子健康影响较大，容易影响孩子生长发育，所以要及时调理。

（1）揉肚角。肚角是指脐下 2 寸，石门穴旁开 2 寸的大筋处。在临床上是止痛要穴，同时对于冷积及其导致的伤食腹痛有很好的调理作用。

操作：家长食指、中指、无名指三指并拢，用三指指腹按揉肚角 5 分钟。

（2）下推七节骨。七节骨是指腰骶正中，命门至尾骨端一线。位于背部正中线，约当第 7 胸椎处。有温阳止泻、升提阳气的功效。

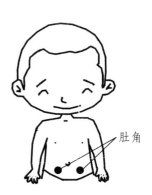

肚角

操作：让孩子平趴在床上，穴位部位全部暴露，治疗前用凡士林涂抹在七节骨穴位上，用拇指或食、中二指指面稍稍用力自上往下推 50 次。

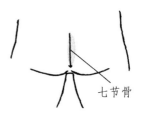

七节骨

（3）小米香菇姜粥。如果孩子有冷积的相关症状，日常佐餐让孩子常食有健脾和胃、消食化积的功效。

做法：小米、香菇各 50 克，鸡内金、姜各 5 克。小米淘洗干净；香菇泡发，择洗干净，切丁；鸡内金洗净；姜切丝。所有材料放入锅中，加水熬煮成粥即可。

孩子厌食，多样方法巧调理

厌食是孩子最常见的脾胃疾病，顾名思义，厌食的典型症状就是食欲减退、食量减少。厌食可发生于任何季节，但夏季暑湿当令之时，症状会加重。本病主要由脾失健运、胃纳失职导致。一般来说，厌食的孩子除了有食欲降低、食量减少的症状以外，还有可能会有体重减轻、体质减弱、免疫力低下等表现。

脾与胃统称"仓廪之官"，同居中焦，脏腑相合，表里相连。胃主腐熟水谷，脾主运化精微。脾胃共同负责食物的受纳，水湿精微的运化，用以化生气血、营养全身。脾胃调和，孩子才胃口好。可是如果因为积食损伤脾胃，长期得不到有效的调理，孩子脾胃受损，就会出现厌食的情况。

1. 按摩

（1）清补脾。脾经位于大拇指桡侧，赤白肉交际处。有健脾胃、补血气，常用于缓解脾胃虚弱、气血不足引起的食欲不振、消化不良等。

操作：家长握住孩子的虎口处，固定孩子手部，让孩子的拇指微微弯曲，用拇指指腹来回推 300 次。

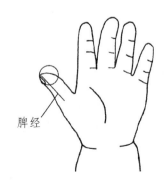

脾经

（2）清胃经。胃经穴在大拇指靠近掌端的第 1 节。可以清中焦湿热、和胃降逆、泻胃火、除烦止渴等。

操作：家长握住孩子的手部，露出大拇指一侧，从腕横纹向大拇指指根推 100~150 次。

（3）揉板门。板门位于拇指大鱼际中点，有理气健胃、化食消积的功效。

操作：家长用拇指顺时针点揉孩子拇指大鱼际中点，点揉 3~5 分钟即可。

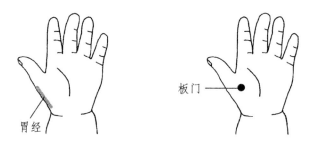

2. 食疗

（1）白萝卜山楂汤。白萝卜可以促进肠胃蠕动，增进孩子的食欲，也可帮助孩子消化肠胃内的食物。山楂味酸，具有健脾开胃的效果。搭配陈皮食用，还能下气消滞，对于厌食有很好的调理作用。

做法：白萝卜 60 克，陈皮 3 克，干山楂片（药店买）10 克，冰糖少许。白萝卜洗净，切薄片；陈皮放入清水中浸泡 20 分钟，洗净；干山楂片浸泡 10 分钟，洗净。所有食材放入锅中，加水 600 毫升，大火煮沸后转小火煮 10~15 分钟即可。

（2）番茄汁。番茄味甘、酸，性微寒，有生津止渴、健胃消食的功效。每次喝 50~100 毫升，每日喝 2~3 次，可以有效缓解孩子厌食的症状。

做法：番茄 2 个。番茄洗净，放入沸水中浸泡 5 分钟，捞出去皮，去蒂，用纱布绞出汁液或者切块，放入榨汁机中榨汁即可。

（3）蜜饯山楂。有开胃、助消化的作用，家长做好之后可以放在冰箱中保存，饭前让孩子嚼食 3~5 枚，可以增进食欲，饭后让孩子嚼食 3~5 枚，可以帮助消化。

做法：生山楂 500 克，蜂蜜 250 克。山楂洗净，去蒂，切开去核，放入锅中，加水大火煮沸，转小火煮至水收干，加入蜂蜜搅拌均匀，关火晾凉即可。

3.药包法

选用可以消食化滞、促进食欲的药物制成药包，可以对经络、穴位进行刺激，达到健脾开胃、和胃消积的作用。

操作：①放在胸部。取高良姜、青陈皮、荜拨、苍术、薄荷、川椒各等量，研为细末，装入布袋中封口，放置在胸前，每天 10 分钟，每月 1 剂，1 个月为 1 个疗程，连用 1~2 个疗程。②放在肚脐。取黄芪、炒白术、焦山楂、炒六曲、炒鸡内金、皮硝各 10 克，陈皮、广木香、砂仁各 6 克，研为细末，装入布袋中封口，放在腹部肚脐处，固定，每天 10 分钟，1 个月为 1 个疗程，连用 1~2 疗程。③用完之后，家长可以搓热手掌，轻轻搓揉孩子胸部、腹部各 5 分钟，进一步促进孩子消化。

注意以下事项，预防和调护孩子厌食

1.培养孩子合理的饮食习惯

孩子进食要定时定量，不能因为年龄小而无限迁就，家长可以根据孩子的进食情况大致确定孩子每天吃几餐和每餐的间隔时间，并据此制定简单的就餐计划。同时，家长尽可能让孩子自己进食，这样可以提高孩子的进食兴趣。

2.严格控制孩子的零食

零食、饮料等一般口感较好，是孩子非常爱吃的东西。不过零食、饮料中往往含有大量糖分、热量等，摄入过多势必会影响孩子的正常饮食。

因此，家长要严格控制孩子的零食。如果孩子为此哭闹，家长可以用酸奶、新鲜果汁或水果及坚果类代替。如果孩子厌食比较严重的话，饭前可以给孩子吃点山楂，以刺激胃液分泌。

3. 多带孩子参加体育锻炼

让孩子多参加力所能及的家务劳动，进行适当的体育锻炼，尤其是户外锻炼，可以消耗能量，促进消化液分泌，从而增进食欲。

4. 营造良好的进餐环境

愉快的情绪可以兴奋大脑皮层的进食中枢，提高孩子的食欲。所以孩子的进食环境要舒适、温馨，而且家长切忌在孩子进食的时候批评孩子，影响孩子情绪。

积食引发呕吐，
按摩加食疗可以快速缓解

很多家长会有这样的经验：孩子经常吃着吃着或者玩着玩着就吐了。之所以出现这样的情况，与发热、咳嗽、误食有毒物质、运动过于激烈、外伤以及食道闭锁、肠套叠、消化道出血、消化道感染、大脑损伤、幽门肥厚性狭窄等病理性因素可能有关。所以当孩子发生呕吐后，家长要及时带孩子去医院检查，以确定造成孩子呕吐的原因，及时对症治疗。

在众多导致孩子呕吐的原因中，积食也是很常见的一个。孩子饮食没有节制，比如过度偏食、暴饮暴食等，以及因此而导致的积食，都容易引发孩子呕吐。本节以积食引发的呕吐为主要内容，让家长可以及时调理孩子因积食导致的呕吐。

1. 按摩

（1）补脾经。脾经位于拇指桡侧赤白肉际。补脾经可以健脾养胃、补气养血，因此主要适用于体质虚弱的孩子，比如脾胃虚弱、气血不足而引起的面色萎黄、食欲不振、消化不良、厌食、发育缓慢等。

操作：①家长一只手把持住孩子除拇指外的其余4指，另一只手拇指端沿着孩子的拇指外侧

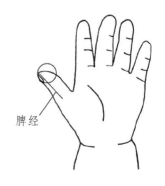

脾经

端从指尖向指根方向直推 100~500 次。②家长一只手固定住孩子的手腕，用另一只手的拇指指腹沿顺时针方向按揉 100~500 次。以上两种手法中第一种操作更常用。

（2）揉中脘穴。中脘穴位于人体的前正中线上，也就是"奇经八脉"中的"任脉"位置上，在肚脐正上方 4 寸的位置。按摩中脘穴可以起到消积导滞、健脾和胃、和中的功效。因此，平时孩子有脾胃不舒服、消化不良、腹胀、食欲不振等症状的时候，家长可以为孩子按摩中脘穴。

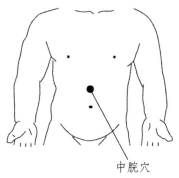

中脘穴

操作：让孩子呈仰卧位，家长用指端或掌根部位按揉孩子中脘穴 100~300 次，每日 2 次，力度以孩子耐受为宜。

2. 食疗

（1）生姜山楂饮。每天取汁给孩子温服 100~200 毫升，有调理脾胃、助消化、通气的功效，对于缓解积食引发的呕吐有效。

做法：焦山楂 30 克，生姜 3 片。锅中倒入适量水，放入焦山楂、生姜大火煮沸，转小火煮 15 分钟即可。

（2）黄瓜粥。黄瓜粥日常佐餐，让孩子常喝，有清热、利湿、促消化、提振食欲等功效。而且它口味清淡，能缓解孩子呕吐后的不适症状。

做法：大米 60 克，黄瓜 1 根，姜 10 克，盐适量。大米淘洗干净；黄瓜洗净，切薄片；姜拍破。锅中倒入适量水，放入大米、生姜大火煮沸，转小火熬煮至粥熟，加黄瓜片继续煮至粥熟烂，加盐调味即可。

在以上调理方法的基础上，家长还要注意帮孩子补充水分，以防脱水。并且要及时清理呕吐物，以免呕吐物被吸入肺或气管，引发呛咳、窒息等。

腹胀、腹痛，
与积食相关的症状这样治

腹胀、腹痛也是孩子积食后的常见症状，而且常常同时发生。在排除了引发孩子腹胀、腹痛的其他生理性、病理性疾病之后，积食引发的腹胀、腹痛可以按照本节中所讲的方法进行调理。

1. 食疗

（1）牛奶蜂蜜蛋饮。每天早餐时让孩子饮用，可以起到滋阴润肺、理气止痛、促进消化等功效，适合腹胀痛、口渴、便秘的孩子常喝。

做法：牛奶 220 毫升，蜂蜜 30 克，鹌鹑蛋 1 个。牛奶倒入锅中煮沸，磕入鹌鹑蛋搅拌均匀，煮至鹌鹑蛋熟后关火，晾至温热，调入蜂蜜即可。

（2）白术猪肚粥。有补中益气、健脾胃的功效。分早晚餐让孩子温热食用，3~5 日为一个疗程，如果见效，停 3 天再进行下一个疗程，适合脾胃气弱、消化不良、不思饮食、倦怠少气、腹部胀痛的孩子食用。病愈后停止即可。

做法：猪肚 1 个，白术 30 克，槟榔 10 克，粳米 50 克，姜、盐各适量。白术、槟榔洗净，放入锅中加水煎汤，去渣取汁；猪肚去臊线，洗净，切小块；粳米淘洗干净。药汁倒入锅中，放入猪肚、粳米，酌情加水，大火煮沸后转小火熬煮成粥，加盐调味即可。

（3）谷麦芽炖鸭肫。日常佐餐让孩子常吃，有健脾益胃、消食导滞的功效，可以调理脘腹胀痛、不思饮食、大便不佳、形体消瘦、反酸等症状。

做法：鲜鸭肫1个，谷芽、麦芽各15克，盐、姜、黄酒各适量。鲜鸭肫切开，用盐擦洗肫内粗糙表面，洗净后切成小块，放入碗中，加黄酒浸泡去腥；姜切片；谷芽、麦芽用干净的纱布包好，封口，用水冲洗干净。锅中倒入适量水，放入布包大火煮15分钟，加鸭肫、姜片，转小火煮至熟，加盐调味即可。

2. 按摩

（1）按摩中脘穴 + 分推腹阴阳。中脘穴位于人体的前正中线上，在肚脐正上方4寸的位置。按摩中脘穴可以起到消积导滞、健脾和胃、和中的功效。腹阴阳是指中脘穴与两胁下之软肉处。有健脾和胃、理气消食的功效。两者合用，可以快速缓解孩子腹胀、腹痛的相关症状。

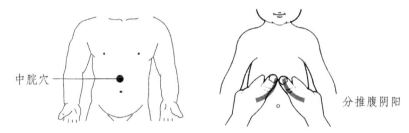

中脘穴　　　　　　　　　　　　　　　　　分推腹阴阳

操作：①让孩子呈仰卧位，家长用指端或掌根部位按揉孩子中脘穴100~300次。②家长搓热双手，以双手大拇指沿两胁边缘向两边分推200~300下，总体力度以孩子耐受为度。

（2）按揉一窝风。一窝风在手背，腕横纹正中凹陷中。有温中行气、止痛散寒、安神镇静的功效。

操作：家长用拇指指腹按揉一窝风2分钟，力度在孩子耐受的范围内稍微重一些。

　　　　　　　　　　　　　　　　　　一窝风

除此之外，孩子因为积食发生腹胀、腹痛的话，需要及时调整孩子的饮食。总的饮食原则是细、软、嫩、烂，而且要富有营养，适当增加牛奶、蛋类、鱼类、豆制品、面条、粥、新鲜蔬菜和水果的摄入量。同时可以多吃一些对脾胃消化有帮助的食品，如山药、扁豆、莲子、鸡内金、猪肚等。

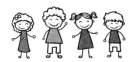

第六章
调理孩子免疫力，
协调才是健康的根本

很多家长对免疫力存在认知误区，认为孩子的免疫力越高越好，其实免疫力关键在于协调。因为免疫力太低容易引起细菌、病毒感染，但是太高也容易因为免疫反应太强烈、破坏力太大而导致自身免疫性疾病。所以调理孩子的免疫力，让其协调是保障孩子健康的根本。

从备孕期就开始保健，
为孩子健康奠定大前提

俗话说："好的种子要在肥沃的土壤中才能长出苗壮的秧苗。"孩子也是如此。有很多家长认为只要孕期注意补充营养，适量运动，按时检查，孩子就能健健康康长大。其实，如果想要孩子的体质更好一些，从备孕期开始就要进行相应的保健，这样才能为孩子的健康奠定基础。

做好孕前检查，再积极备孕

可能很多人在做婚前检查时身体没有问题，但是经过了一段时间，尤其是几年的时间过去后，如果想要怀孕，则要再次进行孕前检查，以免贸然受孕出现问题。

1. 孕前常规检查项目

一般来说，孕前常规检查项目包括身高、体重、血压、心率、血常规、尿常规、肝肾功能、血糖化验等，这些检查是备孕的爸爸妈妈都要做的。除此之外，备孕妈妈要重点做好妇科检查，排除妇科炎症、生殖器官畸形、肿瘤等影响怀孕和胎宝宝健康的情况，预防胎宝宝出现缺陷。

2. 孕前要治愈的疾病

在孕前，尤其是对于备孕妈妈来说，一定要治愈贫血、高血压、高血糖、心脏疾病、肾脏疾病、肝脏疾病等。因为这些疾病容易在孕期发生变化，如果得不到有效治疗就怀孕，很容易影响备孕妈妈和胎儿的健康状况，甚至威胁生命，所以一定要引起重视。

3. 孕前要注射的疫苗

（1）注射乙肝疫苗。备孕的爸爸妈妈要检查自己是否患有乙肝，如果有的话，要提前 11 个月开始注射乙肝疫苗，直至体内的乙肝病毒完全消失并且产生抗体，以防乙肝病毒通过胎盘传染给胎宝宝。

（2）注射风疹疫苗。提前 8 个月注射风疹疫苗。风疹病毒感染是导致胎儿先天畸形的主要因素之一，提前注射疫苗可以保证体内的风疹病毒被消灭，不会威胁胎儿健康。

（3）注射甲肝疫苗。提前 3 个月注射甲肝疫苗。因为甲肝病毒能通过水源、饮食传播，怀孕后的女性身体抵抗力差，很容易"中招"，所以要提前做好预防工作。

☀ 开始备孕了，不要再做对宝宝有害的事

1. 戒烟

备孕的爸爸妈妈在备孕前 3 个月便要戒烟。因为烟中含有尼古丁、煤焦油、苯并芘等有害物质，会诱发细胞畸变，阻碍淋巴细胞合成 DNA，影响精子的产生和成熟。此外，香烟中的尼古丁还会导致血管收缩，致使女性的子宫血管和胎盘血管收缩，不利于受精卵着床。所以香烟对于备孕男女均有影响，如果自己有吸烟的习惯，一定要戒烟。如果自己不吸烟，也要尽量少到吸烟的场合去，以免吸入二手烟。

2. 戒酒

研究表明，每天喝 6 个单位（1 个单位酒精量相当于 300 毫升啤酒、150 毫升白酒）以上酒精量的孕妇，宝宝出生后患上胎儿酒精综合征的概率

会大大增加。所以无论是备孕期还是孕产期，孕妇均要戒酒。除此之外，备孕的男性也要戒酒，因为酒精会"毒害"睾丸，引起血清睾酮水平降低，导致性欲减退、精子畸形等，影响优生优育。

3. 工作

现在大多数女性都是职业女性，工作是生活中不可分割的一部分。但是如果是从事经常接触铅、汞等金属的工作，高温、高音、高振动的工作，电离辐射研究的工作，经常与各种病毒感染患者密切接触的工作，接触农药的工作等，建议备孕的妈妈调换工种或者暂时休假。因为这些工作对于母体和胎宝宝均会产生比较严重的影响。除此之外，备孕期的女性要少用复印机，用电脑、电话的时间不宜过长等。

4. 宠物

很多家庭中会养宠物，但是在备孕期间，最好将宠物暂时寄养在宠物中心或者亲戚、朋友家中。因为宠物身上有一种叫"弓形虫"的致病物，容易传染给宝宝，导致胎宝宝畸形，所以即使喜欢宠物，为了怀孕也暂时忍耐一下"分离之苦"。

轻松的心情和环境，是不可忽略的环节

1. 生活协调

在备孕时，无论夫妻双方多忙，都要抽空过温馨的二人世界。可以一起去看电影，听音乐会，去公园散步，讨论彼此喜欢的书等，重温恋爱时的感觉。更确切一些来说，做什么不重要，关键是要两个人一起做，这样才能有良好的感受，融洽的氛围。

2. 沟通愉快

如果夫妻之间、婆媳之间等沟通不畅，很容易影响心情，心情抑郁的情况下怀孕，容易影响准妈妈和胎儿的身体健康。所以无论是夫妻、婆媳，还

是朋友、同事，尽量确保沟通愉快，这样才能有好心情。

3. 互相信任

信任在夫妻关系中至关重要，如果没有信任作为基础，夫妻关系便不会牢固，那么怀孕也容易变成不负责任的行为。所以夫妻之间要坦诚，相信彼此，让彼此之间的关系更融洽。

☀ 备孕期间，营养、运动要跟上

备孕期间，准妈妈要根据检查情况，根据医嘱补充叶酸和钙、铁、锌、碘等营养物质。同时夫妻双方都要保证饮食多样化，多吃绿色蔬菜以及蛋类、鱼类、牛奶、海藻、牛肉、鸡肉、豆类等。并且要戒掉咖啡、饮料等，用白开水代替。

在调整饮食的同时，要注意运动，尤其是有氧运动。比如可以做夫妻瑜伽，既能保证运动量，又能促进夫妻关系。研究表明，有氧运动可以锻炼心、肺系统，使心血管系统有效、快速地将氧传输到身体的每一个部位，让备孕的爸爸妈妈身心舒畅，有助于怀孕。

科学喂养提升免疫力，容易坚持且最为有效

孩子出生之后，如何喂养关系到孩子的生长发育及身体健康。所以，家长要学会科学地喂养孩子，这是提升孩子免疫力中简单而有效的基础方法之一。由于母体的情况不同，喂养有母乳喂养和人工喂养两种情况。家长根据自己的情况选择适合的方法喂养即可。

母乳喂养，方式方法很重要

母乳中含有丰富的乳糖，还有比牛奶更多的不饱和脂肪酸、优质蛋白等，营养价值丰富。新妈妈最好能在第一时间让新生孩子喝上母乳，尽量不要一开始就给孩子喝牛奶，因为母乳是新生孩子最好的食物，孩子可以从母乳中获得最佳的营养素。做好母乳喂养，新妈妈要做到以下三点。

1. 找到正确的哺乳姿势

（1）传统坐姿哺乳。在哺乳的时候，妈妈一只手将孩子抱在胸前，使宝宝的腹部与妈妈的腹部尽量相贴，脸贴近乳房呈45°，另一只手将乳头送向孩子口中，拇指和其余四指分别放在乳房上、下方，轻轻托起整个乳房喂哺，尽量不要用剪刀式夹乳房。用臂弯固定好孩子的头背部，保持孩子的头和脖子可以小范围活动，这样可以有效避免孩子的鼻部被乳房压到而影响呼吸。

（2）侧卧姿哺乳。新妈妈抱着孩子哺乳，如果时间过长会很累，产后妈妈非常疲倦、虚弱时可以采用侧卧位姿势。妈妈和孩子均侧卧，孩子的脸贴近妈妈的乳房。采用这种姿势哺乳时要特别注意孩子的情况，有时妈妈很累，哺乳时不知不觉睡着了，孩子很容易出现呛奶、窒息等意外。

不管哪种姿势，只要孩子能将乳头、乳晕大部分含在口中，妈妈能感觉孩子有力的吮吸动作，就说明哺乳成功。哺乳时应两侧乳房交替进行，以免引起两侧乳房不对称。

2. 学会判断孩子是否吃饱了

母乳喂养有一个缺点：因很难掌握宝宝究竟吃了多少量，所以，有时稍不留意，宝宝就会吃多了或者吃少了。新妈妈缺乏经验，宝宝又不会说话，总担心宝宝没有吃饱，一听见宝宝哭就以为是饿了，宝宝吃多一点又担心宝宝会撑坏了。宝宝是否吃饱，其实是有信号的，新妈妈应该细心判断。

（1）宝宝吃饱的3个信号。第一，出现满足感。如果妈妈母乳充足，宝宝吮吸10~30分钟就会放开乳头。吃饱后宝宝会有一种满足感，有的宝宝会对着妈妈笑，或者不哭了，咿咿呀呀地发声，自得其乐，当别人逗弄他时，他便咧着嘴乐。有的宝宝喂完奶后会马上安静入睡，并且2~3个小时不醒，醒后也会表现出精神愉快，这说明宝宝已经吃饱了。第二，大小便次数正常。宝宝的大小便次数和性状也反映出宝宝的饥饱情况。宝宝出生后的前2天，应每天至少排尿1~2次，从出生后第3天开始，每24小时排尿达6~12次，排软黄便1~2次。这样就说明宝宝基本上吃饱了，如果排尿或排便次数过少，就说明吃得不够。第三，体重有规律增长。最初3个月内，宝宝的体重增长非常迅速，每周增加200~300克或更多；之后的3个月，每周增加100~200克；半年后，平均每周增加50~80克。宝宝的体重增加最能说明问题，如果宝宝在刚出生的3个月内，每月体重增长少于500克，就说明妈妈的奶量不够或喂养不当，宝宝没有吃饱。

（2）宝宝没有吃饱的 3 个信号。第一，放下就醒。如果母乳不足，宝宝在吸奶时表现出很费力气，不久就不愿再吸而睡着了，但睡不到 1~2 个小时又醒来哭闹，这种情况往往提示妈妈乳汁不足或乳头凹陷，宝宝没有吃饱，应适当增加奶量。第二，吃奶过程中大哭。宝宝在吮吸的时候吸不出来会放声大哭，然后再用力去吸，吸了一会儿吸不出来又会哭，哭了又想再吃，始终舍不得放开乳头，说明宝宝没有吃饱。宝宝在吮吸的时候，妈妈的另一个乳房不分泌乳汁，也说明乳汁不足。第三，听不到吞咽声。宝宝在吃奶的时候，会发出有节律的吮吸声，平均每吮吸 2~3 次可听得到咕咚下咽的声音。如果宝宝只是吮吸不发出吞咽的声音，或者吮吸多口才咽一次，说明妈妈的乳汁不是很多，宝宝很有可能吃不饱。

3. 适当补充鱼肝油，促进钙吸收

宝宝出生后晒太阳的机会不多，容易缺乏维生素 D。母乳中不含此类物质，所以在宝宝出生后 42 天，可以开始补充鱼肝油。因为鱼肝油中含有维生素 D，适量补充可以促进钙吸收，帮助孩子预防佝偻病。家长取 1 粒鱼肝油胶囊，剪开胶囊的头，挤一挤，直接滴入宝宝口腔内即可。而且鱼肝油胶囊要选择浓缩型鱼肝油，不要选择橙汁鱼肝油或乳白鱼肝油，这两种鱼肝油中维生素 A 的含量也很高，此时的孩子不需要补充鱼肝油。

人工喂养，做好以下四项是关键

1. 选择合适的奶瓶

（1）选择奶瓶材质。一般来说，市面上的奶瓶材质大体上可以分为玻璃材质和塑料材质两种。玻璃材质的奶瓶除了不易携带、易碎外，其他性能都优于塑料奶瓶。因此，宝宝还小的时候，新妈妈在家喂养宝宝最好选择玻璃材质的奶瓶；当宝宝自己能捧着奶瓶喝奶时或者外出时，使用塑料材质的奶瓶。

（2）确定奶瓶容量。市面上比较常见的奶瓶容量有 120 毫升、150 毫升、

200毫升和240毫升四种规格，可以根据宝宝的食量和用途来挑选。容量小的奶瓶适合小月龄的宝宝，或是用来喝水或果汁，容量大的奶瓶适合大宝宝，也可以用于装辅食。通常情况下，120~150毫升和240毫升的奶瓶是使用率最高的。一般说来，未满1个月的宝宝的哺乳量为100~120毫升/次。有些妈妈出于经济考虑，直接买240毫升的奶瓶使用，这样并不好。因为一开始就用大容量的奶瓶给宝宝喂奶，总是会觉得宝宝吃得少，不知不觉就会多喂了。而且，一般奶瓶4~6个月就需要淘汰更新，没有必要给小月龄宝宝用大奶瓶。所以，0~1个月的宝宝选择120毫升的奶瓶比较合适。

（3）选择奶嘴材质。奶嘴的材质一般有乳胶和硅胶两种。乳胶是天然橡胶，富有弹性，很柔软，宝宝吮吸起来的口感更接近于妈妈的乳头，缺点是奶嘴边缘软，旋紧的时候容易脱位，导致渗漏，而且有橡胶特有的气味，有些宝宝可能不喜欢。硅胶是合成橡胶，比乳胶硬，但不易老化，比较抗热、抗腐蚀，无异味，虽然没有渗漏的问题，但有的宝宝吮吸时可能会产生排异感。新妈妈可以根据需求自行选择。

（4）确定奶嘴孔型。宝宝的吮吸力和吮吸方式各有不同，不同形状的奶嘴孔，奶液的流速也会不同，适合不同的宝宝。第一，圆孔型。圆孔型是最常见的类型，圆孔型的奶嘴，乳汁会自动流出，宝宝吮吸起来不费力，适合无法很好地控制乳汁流出量的宝宝使用。孔型大小一般分为S、M、L三种。S号小圆孔适合尚不能控制奶量的新生宝宝使用；M号中圆孔适合2~3个月的宝宝，或者用S号吸奶费时太长的宝宝使用，用M号的奶嘴孔吸奶和吸妈妈乳房所吸出的奶量及所做的吮吸运动的次数非常接近；L号大圆孔则更适合宝宝用来喝米糊等辅食。第二，十字型。十字型可以根据宝宝的吮吸力来控制乳汁的流量，不容易漏奶，孔型偏大，适合各个年龄段的宝宝用来喝果汁、米粉或其他粗颗粒饮品。第三，Y字型。Y字型孔型乳汁流量稳定，能避免奶嘴凹陷，就算宝宝用力吮吸，吸孔也不会裂大。孔型较大，适合可以自己控制吸奶量，边喝边玩的宝宝使用。

（5）多看一看、闻一闻。选购奶瓶时，要多看一看、闻一闻。首先仔细观察奶瓶的透明度。无论是玻璃还是塑料材质的奶瓶，优质的奶瓶透明度很好，能清晰地看到奶的容量和状态，瓶上的刻度也十分清晰、标准。瓶身最好不要有太多的图案和色彩。其次，测试一下奶瓶的硬度。优质的奶瓶硬度高，不容易变形，太软的奶瓶在高温消毒或加入开水时会发生变形，还可能会出现有毒物质渗出。用手捏一捏就可以判断出奶瓶的硬度。此外，要闻一闻奶瓶的气味。劣质的奶瓶，打开后闻起来会有一股难闻的异味，而合格的优质奶瓶没有任何异味。

2. 选择合适的奶粉

母乳实在不够，只能选择配方奶粉了，配方奶粉将牛奶经过人工特殊处理，使之尽量接近母乳成分，对新生宝宝喂养效果比牛奶更好些。市面上充斥着各种婴儿配方奶粉，鱼龙混杂，该如何挑选呢？很多新手妈妈在选奶粉的时候都很迷茫，事关宝宝健康的大事，马虎不得。

（1）挑企业和奶源。挑选配方奶粉时要看生产企业的历史传统和专业背景，那些历史悠久、远销世界的大品牌口碑还是假不了的。另外，奶源是决定奶粉质量的关键，所以奶源产地的选择很重要。另外，要看生产企业是否有自己的牧场，可以让奶源在源头就得到很好的质量把关和监控。

（2）了解营养成分。挑选优质配方奶粉当然要了解奶粉的营养成分。可以看配料表第一项，配料表第一项是奶粉的主要成分，如果标注的是生牛乳，则说明该奶粉使用的是湿法工艺，即在新鲜牛奶中加入配方奶粉需要的营养成分，再在最短的时间内加工成奶粉，这种生产方式保证了奶粉营养成分的均衡，奶粉的速溶性也好。反之，如果标注的不是生牛乳，而是脱脂奶粉或全脂奶粉等，则说明产品采用的是干法工艺，即在大包奶粉中直接添加营养元素，奶粉的均匀性和速溶性较差。

（3）关注有无香精等添加剂。我国法律明令禁止在奶粉中添加香精，但是为了提升奶粉的口感，一些企业会在奶粉中添加食用香精之类的添加剂，这些成分很可能对宝宝的味觉、嗅觉发育产生影响。新妈妈在购买奶粉时，一定要注意看配料表中是否包含"香兰素"等物质，一般来说，带"香"字的名称都是与香精类似的物质。

3. 冲奶粉的正确方法

正规的奶粉，包装上都会明确标识奶粉的冲调方法和注意事项。新手爸妈按照指示操作便不会出错。需要注意的是，一定不要随便更改奶粉的浓度，所标识的用量是根据孩子的年龄段规定的。如果过浓容易造成肠胃负担，影响孩子消化；如果过稀容易撑大孩子的胃部，还会造成营养不良。

4. 正确的人工喂奶方法

人工喂奶时，基本的喂奶姿势同母乳喂养的方式大体一样，在此不再赘述。需要注意的是，在把奶瓶喂给孩子之前，家长必须洗净双手，拧紧瓶盖，将奶瓶倾斜，滴几滴奶液在手腕上试温度，感觉不烫即可。

此外，孩子刚开始喝奶时，一般每次只能喝20~30毫升，此时每隔2.5~3小时要喂1次；几天后喝奶量会有所增加，一般为60毫升，此时喂奶间隔的时间可以长一些，以不超过4个小时为宜。之后家长可以观察孩子的喝奶量，如果冲60毫升剩下了，下次就少冲些，如果孩子喝完60毫升仍然没饱，下次就多冲10~20毫升。

喂完奶之后，为了避免宝宝吐奶，最好不要让宝宝马上躺下，而是把宝宝竖着抱起，让其靠在肩头，轻轻拍打宝宝后背，让宝宝打嗝，排出胃里的空气之后再放下。

无论是母乳喂养还是人工喂养，只要注意正确的方式、方法，注意安全、卫生，都能保证孩子的营养需求，提升免疫力。家长根据孩子的具体需求及时调整，补充营养即可。

按摩改善血液循环，
有效提高孩子的免疫力

孩子处于生长发育的过程中，身体对按摩的反应更敏感，也更容易见效。所以家长可以按照本节中所讲的提高孩子免疫力的方法，常常给孩子按摩，不仅可以改善孩子的血液循环，帮助孩子放松，促进睡眠，强壮骨骼，让孩子长得更高等，还可以提升亲子感情，让家长与孩子之间的感情更亲密。

按摩之前，先了解常规注意事项

1. 充分洗净双手

帮孩子按摩之前一定要先将双手洗干净。双手是很容易藏纳细菌的地方，为了避免细菌和病毒通过按摩进入孩子身体，一定要洗手。

2. 保持房间温暖

按摩时必须脱去孩子的外衣，因此最好保持房间的温度，不要太热或太冷，以免孩子感冒或是留太多汗水。

3. 务必在用餐之前

按摩时一定要在孩子用餐之前，空腹的时候，以免因为肚子里的食物因为按摩而呕吐出来，反而伤到了孩子。

4. 维持一段时间

帮孩子按摩一次最好可以维持10~15分钟，这样可以达到最有效的按摩效果，而且最好避免有其他事物干扰、打断。

5. 可以使用按摩介质

所谓按摩介质，是指滑石粉、乳液、婴儿油等可以降低摩擦，避免孩子皮肤损伤的物质。这样既能发挥按摩应有的功效，还能让孩子更舒服，一举两得。

提升免疫力，常进行以下按摩

1. 捏脊

捏脊可以疏通经络，调整人体阳气运行，整体提升孩子免疫力，所以无论孩子是否生病，平时经常给孩子捏脊也有益处。

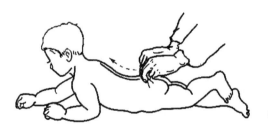

捏脊

操作：①让孩子俯卧在床上，背部保持平直，安抚孩子，让孩子的肌肉放松。②家长站在孩子后方，两手的中指、无名指和小指握成半拳状，食指半屈，用双手食指中节靠拇指的侧面，大拇指与食指相对。③抵在孩子的尾骨处，向上捏起皮肤，同时向上捻动。两手交替，沿脊柱两侧自长强穴向上边推边捏边放，一直推到大椎穴，算做捏脊一遍。④重复之前的手法，但每捏3下需将背部皮肤向上提一次。再重复第一遍的动作两遍，共6遍。⑤最后一遍（第六遍）用两拇指分别自上而下揉按脊柱两侧3~5次。⑥一般每天捏一次、连续7~10天为一疗程。疗效出现较晚的孩子可连续做两个疗程。

2.穴位按摩

（1）按摩天柱穴。天柱穴位于后发际正中旁开1.3寸处，也就是颈脖子处有一块突起的肌肉（斜方肌），此肌肉外侧凹处，后发际正中旁开约2厘米处。经常按摩有清头明目、舒筋活络、强健筋骨的功效。如果孩子体质较弱，家长可以经常给孩子按摩此穴。

操作：①曲指，连扣天柱穴9次。②用双手拇指指腹按揉天柱穴5分钟，或者用一只手，拇指放在左侧天柱穴上，其余四指并拢放在右侧天柱穴上进行捏揉。总体力度以孩子耐受为宜。

（2）大椎穴。大椎穴位于第7颈椎棘突下凹陷中。是"诸阳之会"，可以和解少阳、驱邪外出、清热解表、不需凝神、截疟止痢等。可以按摩也可以艾灸。

操作：①艾灸。用艾条悬起灸法，每次灸5~15分钟，在孩子没有生病的情况下可以1~2周艾灸1次。②按摩。用拇指指腹按揉5分钟。

（3）按摩天突穴。天突穴在颈部，当前正中线上，胸骨上窝中央。是阴维脉、任脉的交会穴，有宣肺降气、止咳平喘、化痰利咽的功效，对于呼吸系统、消化系统均有调理作用。

操作：家长可以用中指指腹慢慢按压天突穴1~2分钟，按摩时力度要格外轻柔。每天1~2次，孩子早上起床、晚上临睡时按摩均可。

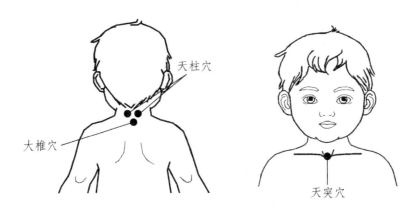

（4）搓揉膻中穴。膻中穴在胸部前正中线上，平第 4 肋间，两乳头连线的中点。有宽胸理气、清肺止喘、活血通络等功效，是治疗呼吸系统、循环系统、消化系统多种病症的基础选穴，经常搓揉可以提升胸腺细胞活跃度，增强免疫系统稳固性。

操作：每天晚上睡觉前，家长拿柔软的干毛巾，在孩子膻中穴处搓揉 5 分钟左右即可。

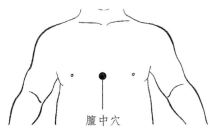

膻中穴

3. 经常搓手、搓脚

手上、脚上遍布穴位与经络，经常搓揉不仅可以防治各种疾病，尤其是消化系统、呼吸系统疾病，还能祛火、排毒、补益气血，有效提升孩子的整体抵抗力。

操作：每天晚上临睡前，家长搓热双手，把孩子的整个手、脚搓揉一遍，至孩子手脚微微发热即可。

除此之外，家长还可以经常给孩子摩腹，搓揉膝关节两侧，揉捏屁股至大腿部分等，都可以改善血液循环，提升身体抵抗力。

有规律的生活，是提高孩子免疫力的基本要素

著名教育家德雷克斯在曾经说过："规律对于孩子来说就像房子的墙，赋予生活的界限和范围。没有哪个孩子能在无法预知和无法期待的生活中过得愉快而安逸。规律让人有安全感。稳定的规律能够赋予孩子清晰感，继而产生真正的自由。当孩子感到规律的稳固时，他们很少会挑战这个底线。"简单来说，规律可以带给孩子安全感。从健康的角度来说，规律的生活可以帮助孩子养成良好的生物钟，提高孩子的免疫力。

其实，想要让孩子规律生活没有想象中那么难。从小培养孩子的规律性，在既定的时间做既定的事情即可。

培养孩子的基本规律

1. 饮食规律

要想增强孩子的抵抗力，在日常生活中，家长们就要保证各餐营养合理搭配。这部分内容在书中多有涉及，此处不再赘述。这里要讲的是帮助孩子养成良好的饮食规律。由于孩子吃得少，饿得快，所以在培养孩子正常一日三餐定时、定量饮食的基础上，还可以在两餐之间给孩子加餐，加餐以易消化的水果、坚果、酸奶等食品为宜。

除此之外，要培养孩子爱喝水的好习惯，多饮水可以使黏膜保持湿润，筑起抵挡细菌的重要防线。在家要晾好凉开水，孩子喝时兑入热水，调成温开水给孩子饮用。带孩子外出时要记得带上水瓶，以备孩子渴的时候随时喝，注意一定要给孩子喝白开水，各种含糖饮料不可取。

2. 睡眠规律

孩子的睡眠规律是渐渐养成的。家长可以从孩子出生的那天起，将孩子每天喝奶、睡觉的时间记录下来，根据孩子的具体情况帮忙建立起睡眠规律。一般情况下，刚出生的孩子对白天、黑夜没有感知，经常睡得日夜颠倒。家长要让孩子感受到白天、黑夜的不同。在白天的时候不要关窗帘，让家里光线明亮，多跟孩子说话、玩耍。到了晚上要让室内光线暗一些，睡前喂奶的时候不要跟孩子说太多话，创造安静的环境，让孩子知道晚上就是要睡觉了。在知道白天、黑夜的不同之后，家长可以着重晚上的睡眠培养。比如可以按照洗澡、穿睡衣、喂奶、关灯的顺序，让宝宝逐渐进入睡眠状态。刚刚开始的时候，宝宝可以喝着奶入睡。从 3~4 个月开始，尽量不要让宝宝再喝奶，在宝宝清醒的情况下把他放入单独的小床里，让宝宝学会自己睡觉。前期，宝宝一天的睡眠时间会在 11~13 个小时，甚至以上，之后随着宝宝逐渐长大，睡眠时间便会逐渐趋同于成年人，睡眠规律也就渐渐养成了。

3. 运动规律

喜欢运动的孩子往往身体好，抵抗力也强。其实，孩子运动习惯完全可以从小培养，家长可以将运动渗透到孩子生活的每个细节中。在孩子学会走路之前，家长要收拾出一个安全的环境，鼓励孩子多趴、多爬，当孩子学会走路之后，尽可能让孩子多走、多跑。周末多带孩子到附近空气清新、环境优美的公园玩一玩。让孩子明白，运动与吃饭、睡觉同样非常重要。此后，孩子就会逐渐养成爱运动，定期运动的规律。

☀ 培养孩子规律生活的注意事项

孩子生活规律的养成不是一蹴而就的，在培养的过程中要多多注意以下事项，这样才能培养出正常且健康的生活规律。

1. 读懂孩子发出的信号

在给孩子建立生活规律的时候，家长要摆脱以自我为中心的想法，一切以孩子的话为准。因为孩子是自己生活规律的重要向导，家长只有读懂孩子发出的信号，才能更容易照顾孩子和培养孩子。因此，建议家长跟孩子在一起的时候学会接收孩子的各种信息，并且将主要信息记录下来，寻找规律，并且培养出对孩子的直觉。

2. 孩子的规律至关重要

在孩子规律的培养过程中，家长要尽量避免其他事情对孩子规律的影响，即确保不要有外来"事件"打乱孩子的规律。如果有一天孩子的规律自动发生了变化，比如某天没有按时午休，某天晚上睡晚了等等，也不会影响孩子自己的生活习惯，这是孩子随着年龄增长自己调整的事情。在此之前，家长要做的是不要打破孩子的自有规律。

3. 根据年龄及时调整

孩子的成长是非常迅速的，在成长过程中孩子会出现明显变化，有时候家长刚刚熟悉了孩子的一些事情，但是马上就又出现变化了。所以家长要做的是根据孩子的年龄及时调整，不要觉得孩子的规律是一成不变的。比如年龄小的宝宝无论白天还是黑夜，大部分时间都在睡觉，但是随着宝宝长大，必然会在白天睡得越来越少，清醒和玩耍的时间越来越多。如果此时家长还按照刚出生宝宝的作息规律来要求孩子，必然会造成孩子的不适，或者打破孩子正在逐渐完善的自有规律。

4. 不要存在完美主义

在养育孩子的过程中，家长有完美主义是很可怕的一件事情。因为孩子是有自我意识的人，不是艺术品，不可能按照既定的、所谓完美的规律一直走下去。比如家长觉得晚上九点睡觉对孩子的来说是非常好的一件事情，利于孩子放松、休息，又能长高，便要求孩子每晚九点入睡，但是孩子却今天十点睡，明天九点睡，打破了所谓的"完美规律"，那么家长便会跟孩子"较劲儿"，纠结于孩子九点为什么还不睡。其实这是没有必要的，完美主义会让自己和孩子都很累，只要孩子身体健康，生活规律大体符合常规就可以了。

干净但不过度，才真正对孩子的免疫系统有益

　　培养孩子良好的个人卫生习惯是必要的，但是由于多方面综合因素的结果，很多家长存在矫枉过正的现象。比如很多家长特别注重孩子各方面的干净卫生，做饭、饮水都是矿泉水、纯净水，餐具经常消毒，不让孩子接触动物，也不让孩子亲近大自然等等。家长觉得这是对孩子的一种保护，其实从医学角度来讲，过分干净对孩子的免疫系统是有伤害的。

　　日常生活中，很多家长一听到细菌就害怕，甚至希望孩子生长在"无菌"的环境中，这样才能身体棒、不生病。其实这种想法要不得。研究表明，每个健康的人身上都有超过100万亿个细菌、病毒等微生物，它们的数量甚至是人体细胞数量的10倍，所以，人本身就无法生活在"无菌"的环境中。

　　在这些细菌中，绝大多数的细菌对人体是有利无害的，比如肠道中的双歧杆菌，不仅能为人体提供维生素，还能改善消化功能，促进钙、铁等营养元素的吸收。部分细菌属于中性菌，即平时对人体没有危害，只有在人体免疫力低下、菌群失调的情况下才会导致疾病。剩余真正致病的细菌少之又少。所以家长不必过分担心细菌，而要担心过分干净的自己对孩子造成的影响。

　　众所周知，免疫系统可以保护我们，免受疾病侵袭，但是免疫系统不是

天生就有这种能力的，而是后天逐渐培养的。在培养免疫系统的过程中，与微生物接触就是非常重要的一环。如果周围环境太干净，孩子接触不到微生物，就无法锻炼孩子免疫系统的承受能力，就像生长在温室里的花朵，一旦遭受风吹雨打或者冷空气就会枯萎，生命力永远比不过路边盛放的野花。所以家长一定不要让孩子失去与细菌"过招"的机会。

一般情况下，1岁以内是家长锻炼孩子免疫系统的关键时期，如果此时阻断免疫系统抗原刺激，免疫系统的耐受机制会被打破，出现机体无法分清细菌好坏的情况，引发1型糖尿病、系统性红斑狼疮等自身免疫性疾病。同时还容易引发过敏、湿疹、哮喘等疾病。

其实，锻炼孩子的免疫系统并不难，只要家长掌握好干净的分寸即可。比如饭前、便后要洗手，早上起床、晚上临睡前要刷牙，不能吃不干净的食物等基本的卫生习惯必须遵守。同时，孩子跟狗狗玩耍、在草地上打滚、喜欢玩沙土，弄得一身汗、一身泥的回家，家长也不要苛责或不允许，只要及时让孩子洗干净，注意基本卫生就可以了。

除此之外，按照国家规定，按时给孩子接种一类疫苗也是锻炼孩子免疫系统的有效方法之一。疫苗是将细菌、病毒等病原微生物及其代谢产物，经过灭活等方法制成的免疫制剂，在制作过程中弱化了其致病性，保留了病菌刺激免疫系统产生抗体的特性，注射疫苗之后，人体的免疫系统就会受到"刺激"，对这种致病菌产生"记忆"，出现抗体。当人体再次接触到这种致病菌时，免疫系统便会依循其原有的记忆，制造更多的保护物质来阻止致病菌的伤害。

所以，家长对孩子免疫系统的保护是非常简单的，只要明确孩子需要的是干净、整洁的环境，而不是无菌的环境这个道理，并且掌控好分寸，就能帮助孩子"强大"免疫系统了。

根据温度及时增减衣物，助力孩子增强抵抗力

在给孩子穿衣服这件事情上，家长可以说是控制不了自己，可能潜意识里也觉得孩子穿这么多会不会热，但是总是希望孩子能多穿一些，生怕孩子着凉。所以大家才会对"有一种冷，叫妈妈觉得你冷"这么有感触。但是如果总是担心孩子着凉，在秋冬季节给孩子穿很多的衣物保暖，到了夏季依然担心空调、下雨等容易让孩子着凉而让孩子也穿很多的话，会降低孩子对外界冷空气的抵抗能力，免疫系统便会受到影响。反过来让孩子穿得过少也是如此。因此，根据温度随时给孩子增减衣物对于增强孩子抵抗力来说是非常重要的，家长一定要做好调节。

☀ 遵循孩子的基本穿衣原则，以手脚温暖、不出汗为宜

1. 孩子穿衣不是越多越好

不少家长认为，孩子穿得多，做好保暖工作才不容易受凉。殊不知穿得过于保暖更容易受凉。因为孩子穿得太暖容易出汗，使毛孔处于扩张状态，更容易受凉生病。所以家长要综合考虑温度、孩子的具体情况等诸多因素还调节孩子的穿衣。

一般情况下，孩子的腰部、腹部、足部是保暖的重点，其他部位相对来

说并不需要捂太多，除非是在寒冷的室外。活泼好动的孩子在玩耍、活动、运动时，家长要根据具体情况考虑是否给孩子脱去外衣，以便运动时产生的热量能及时散发。停止活动后要帮助孩子擦汗，并让孩子及时穿上衣服，以免受凉。冬天或者夏天的空调房里，如果孩子睡着了，都要注意腹部、足部保暖等。

2. 合理添加衣物

（1）室外。夏季外出，孩子的衣物以轻薄、透气、吸汗为主。冬季因为天气寒凉，为了避免孩子着凉，穿衣相对复杂。第一，要给孩子穿贴身、柔软的棉制内衣裤，吸汗的同时又能让空气保留在皮肤周围，阻断体内温度丢失。第二，要给孩子穿安全（柔软、无刺激、不掉毛）、保暖的毛衣裤。第三，要给孩子穿轻薄的棉服，因为轻薄的棉服中蓬松的棉花可以吸收空气形成保护层，防止冷空气入侵，起保暖作用。第四，要给孩子穿纯棉质地、透气性好的袜子，只有这样才能做好吸汗、排汗工作，防止孩子脚底发凉，比很多很厚却不吸汗的袜子要好很多。第五，要给孩子穿柔软、合脚的鞋子。所谓柔软，仍然以透气又吸汗的全棉为好。合脚最好的选择是鞋子的大小以孩子穿在脚上稍微宽松为宜，不要过大或过小，过大不跟脚，孩子走起路来脚上的热量流失快，过小和袜子挤压结实，影响了鞋内静止空气的储存，也不能更好地保暖。第六，选择舒适、透气的软布做成的帽子，厚薄根据气温情况增减，不要给孩子选用有毛边、粗针脚的帽子，容易刺激孩子皮肤。第七，尽量不要选择口罩、围巾。口罩、围巾大多是纤维制品，如果孩子属于过敏体质，吸入体内容易诱发哮喘，而且口罩、围巾捂得过于严实容易堵住孩子的口鼻影响正常的肺部换气，影响孩子上呼吸道对冷空气的适应性，使孩子缺乏对伤风感冒、支气管炎等呼吸道疾病的抵抗能力。

（2）室内。孩子在室内穿的衣物以体贴、透气为宜。一年四季，在室内的时候不要捂着孩子，穿衣均以孩子手足温热、不出汗为宜。冬天暖气房中适度减少衣物，夏天空调方中注意做好孩子的腰部、腹部、足部保暖工作即可。一般情况下，孩子的火力比较大，在小时候穿衣比成年人减少1件即可。

☀ 春捂秋冻，做对了才能发挥效果

很多家长都知道"春捂秋冻"的说法，但是放在孩子身上具体要怎么做则很少有家长了解，所以此处详细介绍春捂秋冻的具体细节，让家长有的放矢的做好孩子的"春捂秋冻"，以此增强孩子的抵抗力。

1. 春捂

春捂相对来说比较简单，只要把握好时机即可。家长多关注天气预报，根据气温变化及时给孩子增减衣服。比如冷空气要来，提前1~2天就要给孩子增添衣物。当昼夜温差大于8℃时，外出就需要给孩子增添衣物，捂一捂；当气温持续在15℃以上且相对稳定时，就没有必要再捂着孩子了，正常穿衣即可。气温回升后，不要立即减少衣物，最好再维持春季的正常穿衣7天左右，免疫力差的孩子则维持14天以上，以便身体适应外界温度，平稳过渡到夏天。更简单地说，孩子比家长多穿半件衣服即可，不可差得很悬殊。比如家长只穿单裤的时，在孩子的单裤里面添加一条秋裤，或者给孩子穿得裤子稍微厚一些。

2. 秋冻

一般秋冬季节天气寒凉，且室内室外温差较大，所以给孩子穿衣要比春夏两季更为讲究，也就是更科学地做好"秋冻"。

（1）不是所有的孩子都适合秋冻。孩子能否秋冻，要以孩子的体质为主要参考标准。婴儿期、体质较弱以及患有先天性疾病、哮喘、慢性胃肠疾病、肺炎、气管炎、贫血、体质较弱、营养发育不良等疾病的孩子最好不要进行秋冻锻炼。因为这些孩子对于气候比较敏感，如果不及时做好添减衣物的工作很容易感冒、发烧，或者加重病情，引发旧病等。

（2）秋冻最好选择初秋。秋季到来虽然天气会变凉，但是初秋气温还不稳定，可能仍会有很长一段时间比较燥热，如果过早地给孩子添加衣物，会让孩子很难适应之后突如其来的寒冷天气。所以，在室外温度低于室内温度2~5℃时，建议家长无须给孩子添加衣物，超过7℃时则必须给孩子添加衣物；昼夜温差小于8℃时无须给孩子添加衣物，超过10℃时则必须给孩子添加衣物；孩子出现面色苍白、流鼻涕、打寒战、手脚发凉说明孩子冷了，需要添加衣物，如果孩子出现流汗、气喘、面色发红等情况，则说明孩子热了，需要减少衣物。

（3）秋冻要保证"三暖一凉"。所谓"三暖"是指腹暖、手暖、足暖。腹部是孩子不能受凉的地方，否则容易影响脾胃正常运转，引发消化不良、腹痛、腹泻等；手暖是家长判断是否给孩子添减衣物的标准，家长要给孩子添加衣物或者减少衣物时，一定要摸一下孩子的手心，如果温热无汗，说明穿衣合适；足部皮肤神经末梢丰富且敏感，只有保证孩子足部温暖，才能增强孩子对外界气候变化的适应能力。所谓"一凉"是指头凉。孩子身体的热度有1/3是从头部散发的，如果把头捂得过于严实会影响热量散发，导致孩子体内积热、上火。尤其是孩子发烧需要发汗时，捂住身体，不要捂住头部。

免疫预防接种，给孩子的自身免疫力再加个"保险"

每年的 4 月 25 日是"全国儿童预防接种宣传日"，全球大部分国家都将免疫预防接种作为孩子健康的一部分。所以家长对此要有所了解，给孩子的自身免疫力再加一道"保险"。

预防接种是把疫苗（用人工培育并经过处理的病菌、病毒等）接种在健康孩子的身体内，使孩子在不发病的情况下，产生抗体，获得特异性免疫的一种方法。比如接种卡介苗预防儿童结核病，种痘预防天花等。

家长根据国家规定，严格按照合理程序带孩子实施接种，才能充分发挥疫苗的免疫效果，有效控制相应传染病的流行。

第一类疫苗与第二类疫苗

1. 第一类疫苗

第一类疫苗是由政府免费提供，孩子必须接种的疫苗。具体接种疫苗和时间可以参考下表。其中 A 群流脑疫苗两剂之间需要间隔 3 个月再接种。

疫苗接种时间表

时间	疫苗	时间	疫苗
出生	卡介苗、乙肝疫苗	9 月龄	A 群流脑疫苗
1 月龄	乙肝疫苗	1 周岁	乙脑减毒活疫苗
2 月龄	脊髓灰质炎疫苗	18 月龄	百白破、麻腮风、甲肝减毒活疫苗
3~4 月龄	脊髓灰质炎及百白破疫苗	24 月龄	乙脑减毒活疫苗
5 月龄	百白破疫苗	3 周岁	A+C 群流脑疫苗
6 月龄	乙肝疫苗、A 群流脑疫苗	4 周岁	脊髓灰质炎疫苗
8 月龄	麻风（麻疹）疫苗	6 周岁	百白破、A+C 群流脑疫苗

2. 第二类疫苗

第二类疫苗不是规定必须接种的疫苗，而是按照自愿、自费的原则进行接种。比较常见的包括水痘疫苗、b 型流感嗜血杆菌疫苗（HIB）、轮状病毒疫苗、肺炎疫苗、流感疫苗、 EV71（手足口病）疫苗等，家长根据自身考虑给孩子接种即可。

接种疫苗后的正常反应与异常反应

1. 正常反应

局部反应如轻度肿胀和疼痛。接种百白破疫苗后，孩子屁股上出现硬结就是吸附制剂接种后常见的现象。

接种疫苗后的全身反应有发热和周身不适，一般发热在 38.5 ℃以下，持续 1~2 天均属正常反应。无论局部还是全身的正常反应一般不需要特殊处理，多喂水、并注意让孩子多休息即可。如果孩子高热，可服用退烧药，可以做物理降温、吃些富有营养又好消化的食物、多喂水并要注意观察孩子的病情变化。

有时会赶上接种疫苗刚好和其他病偶合的情况，只有仔细地观察和分析才可鉴别。千万不可以看到接种后发热就只想到接种反应，遗漏了原发病造成误诊。

2. 异常反应

局部感染、无菌性脓肿；晕针、癔症；皮疹、血管神经性水肿、过敏性休克等。遇到晕针、过敏性休克应立即让孩子平卧、头部放低、口服温开水或糖水；与此同时立即请医生作紧急对症处理。出现皮疹，可在医生的指导下给孩子应用脱敏药。出现过敏性休克一般表现为接种后很短时间内孩子面色发白、四肢发凉、出冷汗、呼吸困难、甚至神志不清、抽风等。此时一般医生会立即给孩子进行皮下注射肾上腺素，同时给激素和脱敏药观察治疗。

疫苗虽经灭活或减毒处理，但毕竟是一种蛋白或具抗原性的其他物质，对人体仍有一定的刺激作用。其实这也是人体的一种自我保护，就像感冒发热一样，是机体在抵御细菌或病毒。

告别误区，正确认识疫苗接种

在疫苗接种时，家长要告别疫苗接种的认识误区，只有如此才能正确认识及帮助孩子进行疫苗接种。

1. 接种过疫苗不等于百分百不生病

为了增加疫苗的安全性，生产疫苗所使用的病毒或细菌都经过了灭活或减毒处理，没有一种疫苗的保护率是百分之百的，大多数常规疫苗的保护率在85%~95%。因此，再加上每个孩子的个体差异，并不是所有孩子都能免疫成功。

2. 打疫苗有副作用，影响孩子健康

疫苗的研发与药品一样，投资巨大、研发周期长、上市审批严格，而且因为疫苗的使用对相关是正常的健康人群，所以对安全的要求性更高。因此，经过国家批准的疫苗，在医生专业指导之下，正确掌握禁忌证，安全性是有保证的。大多数孩子接种疫苗后的不良反应，比如接种部位酸痛、轻微发热等是短暂而且是临时的。所以打疫苗一般不会影响孩子健康。

3. 孩子只要接种一类疫苗就够了，二类疫苗没必要

预防接种是医学界公认的预防和控制传染病最为安全、经济、有效的手段之一。因此，建议有条件的家长在计划免疫的基础上，自费选择更多种类的疫苗，比如孩子患病率较高的水痘、甲肝、流感等，对应接种水痘疫苗、甲肝疫苗、流感疫苗等，可以更大范围地降低孩子的患病概率。

第七章
孩子心理健康，
身体才能不生病

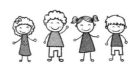

　　身体健康一向是家长关注的重点，毕竟没有任何家长希望孩子三天两头去医院，但是要保证孩子的身体健康，家长千万不要忽视了孩子的心理健康。因为心理影响身体，只有心理、身体双重健康，孩子才能真正笑口常开，无病无灾，健康成长。

负面情绪伤五脏，
家长要帮助孩子保持愉悦

心情愉快，身体也会更健康并不是一句空话，大量研究表明，心情与身体的健康程度密切相关。长期陷入焦躁、悲伤等负面情绪的人，更容易患抑郁症、癌症。而经常保持心情愉悦的人，则可以有效提升身体各系统的能力，提高人体免疫力。这一点放在孩子身上同样适用。

孩子保持好心情，对身体大有益处

1. 好情绪可以提高孩子的免疫力

研究发现，人们的乐观指数与免疫系统的相应反应相关联。态度越乐观的人，细胞免疫功能就越强大，对疾病的预防能力也会相应增强。所以培养孩子积极、乐观的人生态度，及时疏解孩子的不良情绪，可以帮助孩子增强人体免疫力，有益于身心健康。

2. 欢笑可以锻炼孩子的呼吸器官

欢笑需要集中利用呼吸器官，所以爱笑的孩子可以通过笑来锻炼肺部、膈肌和腹肌，更好地交换氧气与二氧化碳，使心肺功能得到锻炼，提高肺活量，畅通呼吸道，进而降低呼吸系统的感染风险。

3.好情绪能够缓解孩子的疼痛

好的情绪会使孩子感到放松，因为孩子开怀大笑时调动了身体的很多肌肉，笑声停止后又将它们放松，这种先紧张后松弛的活动相当于一次放松练习。当孩子处于疼痛状态时，这种欢笑产生的放松会转移孩子对于疼痛的注意力，出现缓解疼痛的效果。所以孩子感觉疼痛时，家长可以逗孩子笑一笑，或者给孩子看比较搞笑的动画片，能有效降低孩子对疼痛的敏感度。

负面情绪困扰，影响孩子的身体健康

1.精神压力大，孩子的脾首先受损

中医学认为，人的情志活动分属五脏，《素问·阴阳应象大论》中说道："人有五脏化五气，以生喜怒悲忧恐。"也就是说，人的脏腑精气外在表现为七种情志：喜、怒、忧、思、悲、恐、惊，其中悲与忧、惊与恐情感相似，可以相结合为五志，即怒、喜、思、忧（悲）、恐（惊），分别与心、肝、脾、肺、肾五脏相对应。所以脾在志为思，思是指思虑、思考，精神压力大则会思虑不断。

脾主运化，为气血生化之源，而气血是思虑活动的物质基础。精神压力过大的孩子，常思虑过度，气结于心，水谷不能运化，导致气血生化无源，出现神疲乏力、头目眩晕、食少纳呆、脘腹胀闷、泄泻便溏等症状，进而致使孩子体内湿气聚集化生痰邪而衍生其他疾病。脾气的盛衰也会直接影响孩子的正常思虑活动，脾虚的孩子容易健忘、注意力不集中、思维不敏捷或智力下降等。因此两者互相作用、互相影响，精神压力越来越大，脾的功能越来越差，反过来影响正常的思维活动。家长如果不能加以重视，给予孩子的精神压力过大，久而久之，会导致孩子的症状持续加重，病情缠绵复杂，迁延难愈。

2. 坏情绪影响孩子的消化

坏情绪，特别是孩子在进食时情绪不佳、哭闹，容易影响食欲，也做不到细嚼慢咽，对孩子胃肠的消化功能有着直接的影响，久而久之会导致食欲不振、消化功能紊乱。

就餐时，中枢神经和副交感神经适度兴奋，消化液开始分泌，胃肠就开始蠕动，出现饥饿感。食物进入胃肠道后需经过消化液的作用并通过肠壁吸收其营养成分，每当就餐时，消化腺就会分泌消化液，这个消化过程是一个在大脑神经支配下的条件反射活动。如果孩子情绪压抑，在该吃饭的时候会让已经兴奋起来的消化腺受到抑制，消化液的分泌就会减少，即使食物吃进肚里，也不能得到充分消化，难以吸收。长此以往，就会造成孩子积食、食欲不振、营养不良，最终引起疾病。

3. 过度忧伤易伤肺

过度忧伤、悲哀会耗伤肺气。肺在情志上属忧，过于悲忧就会伤肺。孩子在悲伤忧愁时，可使肺气抑郁，耗散气阴，出现气短声低、咳嗽怕冷、倦怠乏力、精神萎靡不振等肺气虚症状，并增加感冒、咳嗽的患病概率。因此，如果孩子哭闹时要及时疏导，千万不要让孩子哭得"上气不接下气"的。而且，肺主皮毛，肺气强盛，皮肤就会细腻、有光泽、有弹性，反之，肺因悲伤受到损伤，就会使皮肤变得苍白、粗糙。所以悲忧伤肺，还可表现在某些皮肤病上，孩子情绪抑郁、忧愁悲伤可能会导致荨麻疹、牛皮癣等皮肤疾病。

除此之外，长期心情不好还容易导致孩子患上口腔溃疡、牙周病、胃溃疡、便秘、头疼等多种疾病，并降低身体免疫力，增加患病风险，所以家长一定不要忽视孩子的情绪。

创造和谐家庭氛围，降低孩子脾胃失常的概率

很多家长都很注重孩子的健康，但是却往往忽视了孩子的心理健康，甚至有的家长认为心理健康并不重要，只要孩子身体好就行了。这是一种错误的认知。家长需要明确的是，家庭氛围，直接影响孩子的身体与心理健康。

对于0~3岁的孩子来说，家庭氛围尤其重要，所以我们有"三岁看八十"。从心理学角度来说，0~3岁的孩子自我意识还没有显现，属于相对无我的状态，此时他的精神状态和节律与父母的精神状态和节律是同步的，他对周遭事物的认知也是源自于父母和生活环境的。所以此时如果父母不能给予孩子平和、温馨的生活，很容易导致孩子的自我意识、精神、内心不稳定，甚至暴躁、易怒等。

家长们可能不知道，临床研究发现，很多脾胃失常的孩子，比如容易出现厌食、食欲不振、积食、消化不良等病症的孩子，往往与那段时间家庭氛围处于焦虑、急躁、紧张、压抑的状态密不可分。很多人生气时说得"气得我肝儿疼"，焦虑时说得"紧张得我胃疼"，并不是随便说说的。医学研究发现，情绪的变化，尤其是负面情绪出现并持续，容易引起肝、脾等疼痛，并由此导致脾胃失常。

所以，父母感情不和，总是吵架，或者父母对孩子的要求很严格，给孩子造成了极大的精神压力等，都容易增加孩子脾胃失常的概率。如果孩子脾胃经常失调，恰好符合家庭氛围不和谐的特质，家长们在帮助孩子积极调理脾胃，防治疾病的同时，从调节家庭氛围入手，也许能收到意想不到的效果。

1. 重视亲子交流

家长应多与孩子接触和交流，帮助孩子缓解压力。多陪孩子写作业、画画，让他随心所欲地画，鼓励大于鞭策；陪孩子看电视、看动画片，让开心常伴左右；给孩子讲故事，让他续编故事，发散他的思维；听孩子说出自己的心声，当孩子叙述时，不要随意打断，也不要提建议或下结论。家长需要清楚地了解孩子的内心感受，并给予理解和支持，让孩子有意识地放松自己的身心，热于表达，不把心事藏在心里，从而缓解各方面的压力。

2. 调节家庭成员关系

家庭成员之间的人际关系决定了家庭氛围，所以家长要学会调节家庭成员的关系。比如夫妻之间要相互理解，共同承担家庭和教育子女的责任；长辈要爱护晚辈，关心他们的成长，帮助他们克服困难，树立信心；晚辈要尊重和爱戴长辈；经常组织家庭聚会等，想方设法让家庭成员的心理相容，避免冲突，创造和谐友爱家庭氛围。除此之外，家长在议论家长里短、婆媳矛盾等问题时，要避开孩子。如果当着孩子的面讨论问题，对于不正确的言论、现象应给予客观分析、批判，不要表现得过于激动，尤其忌说脏话、动手等。

3. 调整对孩子的期望值

望子成龙、望女成凤是很多家长的心愿。但是过高的期望值容易给孩子造成潜在压力。如果在孩子达不到家长的期望值时，家长控制不住自己，失望、批评、埋怨甚至打骂，都会使孩子身心受创，影响其健康成长。

4. 家长要提升自身素质

家长要提升自身的文化素质、心理素质、思想道德素质等，只有家长的素质提高了，才能更好地影响孩子。比如家长文化素质高，可以提升家庭教育水平，而且给孩子树立良好的学习榜样。心理素质高可以在面对困难、冲突时保持情绪稳定、积极乐观，有助于稳定孩子的情绪，提升孩子的自信心。思想品德素质高可以在道德判断和价值定向方面对孩子产生积极的影响。

5. 营造平等、民主的家庭氛围

家长一言堂很容易让孩子觉得不公平，让孩子走向极端。一个极端是自卑，无法独立自主，什么都要别人帮忙拿主意。一个极端是自负，将家长的形象投射在自己身上，刚愎自用，不听任何人的话。所以，家长有事要同孩子商量，自己有缺点要勇于向孩子承认。当孩子犯了错误时，家长不应打骂孩子，而是对孩子动之以情、晓之以理，鼓励孩子改正。

帮助孩子释放学习压力，等于变相保护孩子的脾胃

在孩子上学以后，很多家长会反映孩子吃饭少了，胃口不好，长得慢了，其实这与学习压力有一定的关系。相信不少家长都经历过孩子晚上写作业写到十一二点的事情。在如此学习压力的情况下，孩子心理、身体都有很大的负担，导致情绪不畅、气血紊乱，很容易会损伤脾胃。

脾胃受损，则气血生化之源亏乏，五脏都会受到影响。孩子的身体抵抗力整体下降，不仅容易出现营养不良、食欲不振、积食等，还容易患感冒、咳嗽、发烧等。所以家长要关注孩子的学习压力，当孩子感觉压力过大时家长要帮助孩子进行调整，以免因此影响孩子身体健康。

1. 家长放弃攀比的心理

孩子的精神压力主要来源于学校和家庭。有的家长在孩子幼儿期就开始教孩子认字、学英语，让孩子 3 岁学背唐诗、三字经，4 岁学拼音、学写字，5 岁学舞蹈、弹钢琴，6 岁学写作……这些其实都是家长的攀比、从众心理在作祟，为了自己的面子给孩子灌输凡事争第一，不能给父母丢人的思想。在家长这种高压的教育之下，孩子的各方面智力会得到较好的开发。但长此以往，孩子会变得争强好胜，心情焦虑，常常忧思过度，从而损伤脾胃健康。家长的想法不一定是孩子想要的，适合孩子的才是最重要的，家长要放弃攀比的心理。

2.帮孩子学会面对压力

孩子受到挫折，比如遇到考试不理想、被老师批评等情况，会感到压抑、恐惧、无助。家长应该开导孩子，让孩子明白这些挫折是必然要经历的，要学会坦然面对。家长可以时常给孩子读一些缓解心情的书，潜移默化地影响孩子，培养孩子宽阔的胸襟，不对一些小事耿耿于怀，从而坦然地面对、化解压力。

3.树立孩子的信心

家长平时要用心去发现孩子的闪光点，肯定孩子的长处和优点，不要"以成绩论成败"。当孩子学习受挫时，家长可以帮助孩子制定合理的目标，让孩子从中体会到快乐，建立信心。另外，家长在小时候也会遇到跟孩子一样的压力，可以告诉孩子，当时家长是怎么解决的，让孩子知道父母原来也有面对压力和烦恼的时候，他们对家长说的话就容易听进去，也更增强了孩子克服压力的信心和决心。

4.让孩子多与同龄人交流

有时候家长的一些经验和方法可能不太适合孩子，孩子和家长之间存在代沟，孩子不容易接纳，这种时候来自同龄人的帮助更能让孩子产生共鸣。家长应让孩子多交同龄的朋友，学会倾诉，学会寻求帮助，向朋友倾诉自己的苦闷并倾听他们的意见。

5.让孩子学会劳逸结合

很多孩子上学之后，课余生活会被大幅度缩减，被各种补习班填满。其实，家长应该帮助孩子学会劳逸结合。比如周一到周五孩子正常上课，到了周末带孩子去周边比较好玩的地方玩一下，或者带孩子看电影、吃大餐等，让孩子放松。上课时专心听讲，下课后可以运动、听歌、跟同学聊天，不要再埋头学习，以免下节课不容易集中注意力。

孩子抑郁伤身体，
正确疏导是关键

很多人觉得抑郁症是成人的专利，甚少有人知道我国最小的抑郁症患者才3岁。临床研究表明，我国目前约有20%的儿童有抑郁倾向。所以家长千万不要觉得孩子小就不会出现抑郁。

患有抑郁症的孩子，会为自己的情绪感到困惑，无法准确描述出自己的真实感受，因此出现情绪低落、兴趣下降，或者夸大情绪、觉得烦闷等。

对于孩子来说，抑郁症容易发生在各个阶段。比如婴儿期抑郁症大多发生在孩子出生6个月以后，主要与母子分离有关，患儿以不停地啼哭、容易激动、四处寻找父母的身影、社交行为退缩、对周围环境不感兴趣、吃奶量减少、体重不增或降低、睡眠减少等为主要表现。

学龄前期儿童抑郁症以患儿易激动、社交行为退缩、不愿去幼儿园、对周围事物不感兴趣、食欲下降、易生病为主要表现，没有得到及时治疗容易导致孩子生长发育迟缓。

学龄期儿童抑郁症以患儿性格孤僻、不合群、和同学关系不好、注意力不集中、记忆力减退、学习成绩不好、自我评价低为主要表现。部分孩子会出现攻击行为和破坏行为。严重的情况下甚至会出现自杀行为。

青春期抑郁症以孩子心理低沉、思维迟滞、理解力和记忆力下降为主要表现。个别严重的还会出现反社会行为，比如吸烟、酗酒、吸毒、犯罪、自杀等。

以上这种种表现，都说明抑郁症对孩子的影响巨大。所以如果家庭环境或者周边环境出现大变动，家长要注意观察孩子的情绪，如果连续两周出现相关症状，建议家长及时带孩子去医院精神科或者心理科进行检查，以免延误最佳治疗时机。

除此之外，家长要丰富孩子的生活，不要让孩子过得十分单调，多让孩子与同龄的孩子玩耍、交流；常常真诚地表扬、鼓励孩子，让孩子相信他表现得很好，可以做得很好；调整自己的期望值，不要给孩子太大的压力，即使要求严格，也要在心理上给予安慰，让孩子知道家长在严厉的同时还对他充满爱；培养孩子的兴趣，鼓励孩子根据自己的兴趣参加兴趣小组，让孩子体验快乐的事情，将抑郁、悲观的情绪转变为积极的态度。

其实，让孩子远离儿童抑郁症很简单，只要家长给孩子创造和谐有爱的家庭氛围，培养孩子积极向上的乐观态度，本着民主、平等的原则多与孩子沟通、交流，教会孩子排解压力，那么孩子就能心情愉悦地长大。

"养心"等于养全身，孩子身心健康不生病

中医经典著作《黄帝内经》认为："恬淡虚无，真气从之，精神内守，病安从来。"，即是表达维持平淡宁静、乐观豁达、凝神自娱的心境，可以使人远离疾病。这是中医关于"养心"理论的高度概括。

"养心"，即保护心脏，是拥有心理平衡的重要方法，它强调培养健全的心灵需要时间和耐性，不可能一蹴而就。从长远效果着眼，"养心"需要细心和体验。常保持心理平衡的人五脏淳厚，气血匀和，阴平阳秘，所以可以达到远离疾病的目的。

以下方法，可以帮助孩子"养心"

养心的核心就是平静心神，清心寡欲，减少各种杂念所致的心神动荡，这需要家长指导孩子并与孩子配合一起完成。

1.心境平和等待成长

初中阶段是孩子青春期阶段，由于种种原因，学习成绩有所下降，家长心情比较着急、浮躁。孩子与家长之间容易出现对立的情绪，这时的家长应先冷静下来，学会耐心等待孩子的成长。有专家说道："孩子避免失败的愿望比争取成功的愿望更强烈。为了防止最小可能的失败，宁愿降低努力的水

平。"这就是家长造成的恐惧使孩子失去主动进取的重要原因之一。家长不要只关注成绩，通过成绩判定孩子是否努力，过大的压力会使孩子失去信心，家长应从过程中去要求孩子的学习，这样比从结果去要求更科学，效果更理想。这样培养出的孩子往往抗压能力较强。

2. 建立自信心

家长要学会用放大镜找孩子的闪光点，帮助子女树立克服困难的信心。当子女需要帮助时，家长的帮助要掌握一个度，绝不可越俎代庖，要留有余地。例如：孩子问某字怎么写，有的家长会随口说出来，这样做最省力，但却不是最好的方法，倒不如鼓励孩子"你不是会查字典吗？先查查看，再来告诉爸爸（妈妈）。"这样便培养了孩子的自己动手攫取知识的能力，而这种能力在孩子的一生中是非常重要的。只有让孩子们跳一跳，通过自己的努力取得成功，孩子才能体会到成功的喜悦，从而建立起自信心，有了自信心才有努力的原动力，才有健康心态的基础。

3. 与孩子做朋友

随着社会的进步和科学技术的发展，人们所要更新的东西越来越多。作为家长，应体现出求知上进的精神，给孩子树立榜样。使子女明白学习新知，不断进步是伴随人终生的。在日常生活中要经常与孩子沟通，努力缩短与他们的心灵距离，倾听孩子的内心世界，真实地了解自己的孩子。在教育时切忌使用"没出息""傻瓜"等侮辱性语言，更不要以讥讽语气，来嘲笑或冷漠孩子，这样给孩子造成极大的心理压力，阻碍他们的成长和进步。

4. 培养一颗善良的心

家长应从小教育孩子多做好事，对人有礼貌，教他们怎样待人接物。采用正面引导，循循善诱的方法，如通过劳动培养孩子勤劳、助人为乐的品德，让孩子在心理上感受到劳动后的愉快及帮助他人后的快乐。在教育孩子之前，父母首先应规范自己的言行，说话要得体，办事要认真，给孩子树立一个好的形象，告诉他们做人的道理，平时在家里给他们布置一些力所能及的事，自己的事自己做，当天的事当天完成，给孩子制定一个作息时间表，使他们养成良好的生活习惯。

5. 奖惩适度，动静适宜

家长在奖惩孩子的时候要注意适度原则，不能孩子要什么就给什么，中医认为"过喜伤心"，过度的快乐会损伤心气，也不要过于严苛的惩罚孩子，心情上的大喜大悲都不利于身体健康。

静则神安，在孩子进行体育运动之前要先做好准备活动，运动之后应静坐修养，不宜立即进行脑力劳动。特别是在夏天天气炎热时，血液循环加速，心脏容易负担过重。中医讲汗为心之液，过度流汗则损伤心液，致心阴不足，所以应适当减慢生活节奏，使心跳减慢、呼吸频率降低，生命活动的节奏慢下来，心脏才能得到休息。

6. 合理的生活规律

在调畅情志的同时，应养成良好的作息规律，让心脏能得到充足的休息，这也是养心的另一个关键。如尽量保持安静，保证充足的睡眠；多饮水，以保证体内足够的水分；保持大便通畅，避免因大便干燥、排便困难增加腹压，加重心脏的负担；居室内保持空气流通，避免到人多拥挤的公共场所逗留，以减少呼吸道感染的机会；应随天气冷暖及时增减衣服，密切注意预防感冒等，人体是一个有机的整体，一脏受损则五脏不安，在保护心脏的同时，也应该注重调理其他脏器的健康。

养心食物，可以让孩子常吃

1. 全谷食物

全谷食物含有丰富的纤维素和多种营养，有助于调节血压及保持心脏健康，现在孩子心血管疾病的发病率也在逐年上升，从小预防三高疾病的概念应该被家长牢记。建议多吃的全谷食物包括：全麦面粉、全麦面包（最好是100%全麦或全谷物面包）、燕麦片、糙米、大麦和荞麦等、亚麻籽等。应该避免食物包括：白面包、威化饼、炸面包圈、饼干、蛋糕、爆米花、膨化食品等。

2. 低热量的新鲜蔬果

果蔬中含有多种维生素和微量元素、热量少、纤维多，而且含有一些可预防心血管疾病的成分。建议选择新鲜蔬菜水果、低盐罐装蔬菜等。最好避免的果蔬有：椰子果肉、拌有奶油酱的蔬菜、油炸或烤蔬菜、糖浆水果罐头以及蜜饯等。

3. 橄榄油和菜籽油

饮食中应控制饱和脂肪和反式脂肪的摄入量，以降低发生血脂异常和冠心病的风险。美国心脏协会建议，饱和脂肪和反式脂肪摄入量分别不超过每日摄入热量的 7% 和 1%。食用油最好选择橄榄油和菜籽油。这些油最好不碰：黄油、猪油、熏肉脂肪、肉汁、奶油、非乳制品的乳脂替代品、氢化黄油和起酥剂、可可油等。

4. 莲子

中医认为莲子性味甘平，具有补脾止泻、益肾固精，养心安神等功效。莲子除含有 β - 固甾醇、生物碱及丰富的钙、磷、铁等矿物质和维生素，现代药理研究证实它还有镇静、强心等多种作用。用粳米 100 克煮粥，加入莲子末 30 克，搅匀服食，可养心安神，增强记忆力，提高学习效率。

实用小技巧，让孩子学会控制自己的情绪

　　高兴、悲伤、激动、失望、自豪、孤独、期待、焦虑等诸多情绪，表达的是孩子对这个世界的认知。每一个人都不可能没有情绪，甚至只有充分认识各种情绪，才能更好地管理情绪。本节所说的控制情绪，不是让孩子没有情绪，而是不让孩子的情绪过度，以免对孩子的身体健康造成负面影响。

　　中医学认为，喜、怒、忧、思、悲、恐、惊七种情绪，与内脏有着密切的关系，每种情绪过度都容易引发情志病。比如喜为心之志，在正常情况下，适度喜乐能使心气舒畅，营卫和调，促进身体健康，但是如果欢喜过度，超出正常限度，便容易引发心的病变。如同"范进中举"一般。怒为肝之志，如果孩子遇到不喜欢的事情而愤懑、激怒，并且没有及时排解，很容易导致肝脏受损等。因此，家长要帮助孩子学会控制自己的情绪，或者通过其他方法帮助孩子调节情绪。

多样方法，让孩子学会控制自己的情绪

　　1. 让孩子认识情绪，表达情绪

　　家长要与孩子常常交流，可以从对话中让孩子了解各种情绪，并且让孩子说出自己内心的真实感受。比如家长可以在自己或跟他人的交流过程中有

情绪的时候，趁机引导孩子说出"我很高兴""我很生气""我很伤心"等情绪表达，并且引导孩子说出自己为什么会高兴，为什么会生气，为什么会伤心等，进而帮助孩子表达情绪，及时调整情绪。

2. 让孩子有自己的情绪表达

家长要给予孩子认同感，多用欣赏的眼光、鼓励的话语来表达自己对孩子的认同，这样才能让孩子产生自我认同，获得安全感，敢于自由地表达自己的情绪，不会出现某种情绪得不到表达而压抑、变质的情况。

3. 让孩子洞察他人的情绪

家长可以通过角色扮演、情绪游戏让孩子体验自己的情绪，感受别人的情绪，知道情绪是把"双刃剑"的道理。比如从他人的情绪反应中领悟到积极的情绪可以让自己快乐，消极的情绪会对自己和他人造成痛苦等。进而引导孩子在情绪之间取得平衡，避免情绪剧烈变动，可以控制对自己，对他人有害的情绪的表达方式。

4. 教会孩子宣泄不良情绪

不良情绪得不到宣泄，会导致身心受损。家长要保护孩子宣泄情绪的权利，接受孩子多面性的表达，同时教会孩子"适当宣泄"的道理。比如，孩子在愤怒的时候大发脾气，又哭又闹，家长不要批评他，而是带他出去走一走，听一些比较和缓的音乐，抱着他轻轻地安抚他，放一些比较搞笑的视频给他看等等。等孩子情绪平复了，再跟孩子谈心，讲道理，让孩子体会到你的用心，和他发脾气时你的处理方法。那么孩子无形中就会记得下次发脾气时要怎么做，等他长大了，便会按照这样的方法来处理自己的不良情绪。

5. 做孩子情绪的榜样

家长在孩子的人生中充满了榜样力量，孩子对这个世界最初的认知都是源自于家长。所以家长要学会控制自己的情绪，在孩子面前尽量保持平和。如果控制不住发脾气了，事后要跟孩子谈心，告诉孩子这是一种不对的行为，如果是对孩子发脾气，则要就自己的不冷静真诚地向孩子表示歉意。

6. 倾听与原则并重

孩子遇到问题被负面情绪困扰时，家长要引导他说出来，做一个很好的听众，认同他的感受，有了这种认同感，孩子会很容易控制住情绪。之后，家长慢慢地跟孩子讲道理，并且帮助他寻找解决问题的办法即可。不过倾听不代表纵容，在于后续的调节。因此面对孩子的情绪问题，该坚持的原则一定要坚持，不然朝令夕改更容易引起孩子的情绪波动。比如每次去超市，都会碰到孩子因为家长不给买东西而哭闹的情况。如果自己的孩子也存在这种问题，家长要在去超市之前，有意识地跟孩子谈好他可以买多少东西，而且数目要得到孩子同意，让他亲口承诺他只买这么多。如果到了超市孩子反悔，要多买一些，那么无论孩子如何死缠烂打，家长都要坚持原则，坚定地告诉孩子："你只能选择这几样，因为我们在家讲好了，而且你已经承诺过我。"当孩子因为你的坚持而渐渐养成习惯后，自然不会因为暂时得不到满足而出现情绪失控，便能更好地控制自己的情绪。

7. 孩子控制情绪后要给予鼓励

在家长的引导下，孩子会慢慢学会控制情绪，当他在情绪控制方面比之前有所进步时，家长要及时给予鼓励。比如亲亲他，抱抱他，带他出去玩等，尽量不要用物质奖励，而用精神奖励，这样孩子得到满足的同时又不会依赖物质，进步会更快。

巧用按摩，可以帮助孩子调节情绪

情绪影响身体的同时，身体也会影响情绪，所以如果孩子情绪不稳，家长可以通过以下按摩方法，帮助孩子畅通气机，调理情绪。

1. 空掌拍击

空掌拍击类似于电影中金刚发怒捶胸的动作，不过要呈空掌，力度轻柔。

可以刺激手上和胸部的穴位和经络，起到宽胸理气、畅通气机的作用。

操作：让孩子呈坐位，左手虚掌置于左乳上方，右手虚掌置于右乳上方，从左向右，双手交替轻轻拍打胸部50~100次即可。

2. 掌擦两胁

胁肋部有大包穴、章门穴等穴位，都是健脾理气、疏肝解郁的要穴，掌擦两胁，可以增强气血循环，增加调理情绪的效果。

操作：家长搓热双手，紧贴于孩子的胁肋部，沿腋下向肚脐的方向，施以单方向的擦法。操作时注意双手要紧贴胁肋部，不要空掌，用力要均匀，胁肋部有温热感时停止。

3. 按摩穴位

（1）按摩大包穴＋章门穴。大包穴位于侧胸部，腋中线上，第6肋间隙处。章门穴位于腋中线，第1浮肋前端，屈肘合腋时正当肘尖尽处。两个穴位均有健脾理气、疏肝解郁、调和肝胆脾胃的功效，经常按摩可以有效调理负面情绪对孩子造成的危害。

操作：①让孩子呈站立位，全身放松。②家长搓热双手，将双手掌心贴于孩子腋下双肋大包穴处，旋转按揉36次。③双手掌心贴于孩子双肋章门穴处，旋转按揉36次。④用双掌大鱼际，沿着大包穴推至章门穴，推36次即可。

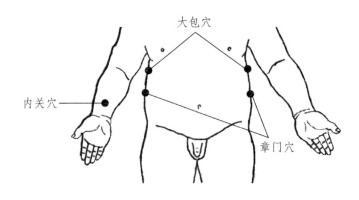

（2）按摩内关穴。内关穴位于前臂掌侧，当曲泽与大陵的连线上，腕横纹上2寸，掌长肌腱与桡侧腕屈肌腱之间。有宁心安神的作用，在孩子悲伤、惊恐时按摩可以帮助其平复情绪。

操作：家长用拇指指腹按揉此穴1分钟即可，力度以孩子耐受为宜。

（3）按摩太冲穴。太冲穴位于足背侧，第1、2跖骨结合部之间凹陷处。太冲穴是肝经原穴，有调肝解郁的作用。

操作：家长用拇指指腹按揉此穴，孩子出现酸胀感即可停止。

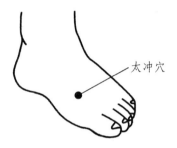

如果平时孩子情绪起伏较大，或者孩子性格内向、情绪低沉、经常发脾气等，以上按摩方法疏肝理气的功效比较好，可以常用来间接调理孩子的不良情绪，并且防止这些不良情绪带来的身体损伤。